产科学

临床经验与实践探索

宋瑞瑞◎编著

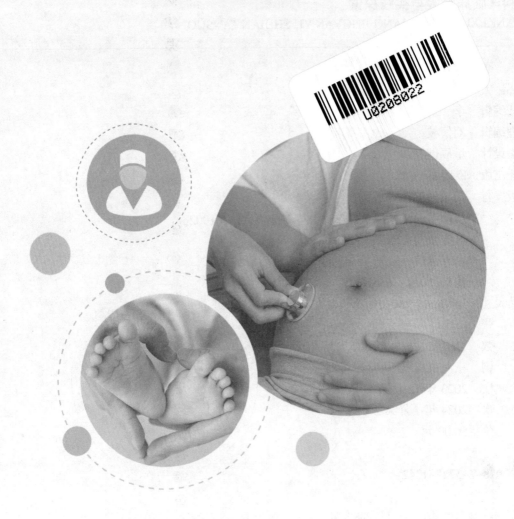

四川科学技术出版社

图书在版编目（CIP）数据

产科学临床经验与实践探索 / 宋瑞瑞编著 . -- 成都：
四川科学技术出版社 , 2023.12（2024.7 重印）
ISBN 978-7-5727-1242-5

Ⅰ . ①产… Ⅱ . ①宋… Ⅲ . ①产科病－诊疗 Ⅳ .
① R714

中国国家版本馆 CIP 数据核字（2023）第 252529 号

产科学临床经验与实践探索
CHANKEXUE LINCHUANG JINGYAN YU SHIJIAN TANSUO

编　　著	宋瑞瑞
出 品 人	程佳月
责任编辑	李　珉
助理编辑	刘倩枝
封面设计	星辰创意
责任出版	欧晓春
出版发行	四川科学技术出版社
	成都市锦江区三色路 238 号　邮政编码　610023
	官方微博　http://weibo.com/sckjcbs
	官方微信公众号　sckjcbs
	传真　028-86361756
成品尺寸	185 mm×260 mm
印　　张	6.25
字　　数	150 千
印　　刷	三河市嵩川印刷有限公司
版　　次	2023 年 12 月第 1 版
印　　次	2024 年 7 月第 2 次印刷
定　　价	56.00 元

ISBN 978-7-5727-1242-5

邮　　购：成都市锦江区三色路 238 号新华之星 A 座 25 层　邮政编码：610023
电　　话：028-86361770

前　言

　　随着我国科学技术的发展和医疗技术的进步，产科学在临床诊疗中逐渐占据重要的地位。产科学是妇产科学的重要组成部分，它致力于探索妊娠、分娩过程中的生理、病理机制及其影响，并致力于有效帮助患者应对高危妊娠及其带来的困扰。如今，医学诊疗技术不断提升，新理念、新技术和新疗法不断问世，推动了产科学的不断进步与发展。产科学不仅与内科学、外科学、妇科学等多学科密切联系，还结合了现代诊疗技术，如超声诊断技术、放射介入技术、内镜技术等，用以辅助诊断、治疗疾病。在临床科室中，产科是一个充满幸福与爱的科室，每天都能迎接新生命的到来，肩负着每个家庭的美好期望；同时也是一个风险极高、临床状况难料的科室。在产科临床工作中，除了拥有深厚的基础理论知识，更重要的是拥有丰富的临床经验，拥有迅速发现问题和解决突发状况的能力。

　　本书从女性生殖系统及妊娠生理出发，详细阐述了产科常见疾病的诊断与治疗，随后依次介绍了产前诊断、产程监测和评估，进一步介绍了正常分娩和异常分娩等相关内容，最后还介绍了妊娠合并症时身体的变化与合并症的治疗。

　　全书以产科学的理论知识为基础，结合作者的临床经验进行分析、讨论，理论与实践并重，突出了实用性和科学性。本书所体现的知识点十分明确，且文字简洁，既能够满足产科临床医护人员的需求，又能够帮助大众更好地了解和掌握这些知识，希望本书的出版能够为产科学的发展起到推动作用。

目 录

第一章 女性生殖系统及妊娠生理

第一节 女性生殖系统解剖

一、骨盆的组成及类型

骨盆是人体的重要骨架结构，它不仅支撑着身体的躯干，还保护着盆腔内的器官，同时也是胎儿娩出的骨产道。骨盆的尺寸和形状会直接影响胎儿的分娩情况。一般来说，女性的骨盆比男性的更宽、更浅，这样有利于胎儿的顺利娩出。

（一）骨盆的组成

1. 骨盆的骨骼

骨盆的骨骼包括两侧的髋骨和骶骨、尾骨。每块髋骨由髂骨、坐骨及耻骨组成；骶骨由5~6块骶椎组成，其前面呈凹形，上缘向前方突出，形成骶岬，骶岬为骨盆内测量对角径的重要指示点；尾骨由4~5块尾椎组成。

2. 骨盆的关节

骨盆的关节包括耻骨联合、骶髂关节和骶尾关节。耻骨联合位于骨盆前方，耻骨间由纤维软骨连接。骶髂关节位于骨盆后方，连接骶骨和髂骨。骶尾关节则位于骶骨和尾骨的联合处，具有一定的活动度。这些关节的稳定性和灵活性对人体的姿势和运动至关重要。

3. 骨盆的韧带

在骨盆的各部分韧带中，有两对韧带起着至关重要的作用，一对是骶结节韧带，另一对是骶棘韧带。骶结节韧带的主要作用是支撑骶骨和尾骨，保持骶骨和尾骨的稳定性。骶棘韧带是连接骶、尾骨和坐骨棘的韧带，它的主要作用是支撑骶、尾骨，保持其在坐骨棘上的稳定性。在妊娠期，由于性激素的作用，韧带会较为松弛，使胎儿能更顺利地进入骨盆。

（二）骨盆的分界

以耻骨联合上缘、髂耻缘及骶岬上缘的连线为界，可将骨盆划分成假骨盆与真骨盆。假骨盆也叫作大骨盆，它的前面是腹壁下部，两侧是髂骨翼，后面是第5腰椎。虽然假骨盆和产道没有直接联系，但它的尺寸能够反映出真骨盆尺寸。真骨盆又称小骨盆，位于骨盆分界线之下，是胎儿娩出的骨产道。真骨盆有上、下两口，即骨盆入口与骨盆出口。骨盆腔后壁由骶骨和尾骨组成，两侧是坐骨、坐骨棘和骶棘韧带，前壁是耻骨联合。坐骨棘是分娩过程中衡量胎先露部下降程度的重要标志。耻骨弓由耻骨两降支的前部连接而成，位于骨盆的前部。

（三）骨盆的类型

根据骨盆形态（按 Callwell 与 Moloy 分类），可将其划分为 4 种不同的类别。

1. 女型

骨盆入口呈横椭圆形，入口的横径比前后径更长，髂骨翼部宽且浅，耻骨弓也较宽，坐骨棘的间距超过 10 cm，骨盆总体呈短而宽的形态。该骨盆形态在我国妇女中最常见，也是女性正常的骨盆形态，占 52.0% ~ 58.9%。

2. 男型

骨盆入口形似三角形，两侧壁内聚，坐骨棘突显，耻骨弓较窄，坐骨切迹窄、呈高弓形，骶骨较直而前倾，导致出口后矢状径较短。因男型骨盆腔呈漏斗形，往往会造成难产。此型较少见，在我国妇女的骨盆形态中仅占 1.0% ~ 3.7%。

3. 扁平型

该型骨盆入口的前后径较短，而横径较长，呈扁椭圆形。耻骨弓较宽，骶骨的弯度不正常，向后翘或呈深弧形，导致骨盆较浅。这种骨盆形态在我国妇女中比较常见，占比为 23.2% ~ 29.0%。

4. 类人猿型

该型骨盆形态较为特殊，其骨盆入口、中骨盆和骨盆出口的横径均较短，前后径稍长。该型骨盆耻骨弓较窄，髂骨较短，骶骨短且向后倾斜，骶骨和坐骨之间的角度较大。骶骨往往有 6 节且较直，较其他型骨盆深。此型在我国妇女的骨盆形态中占 14.2% ~ 18.0%。

根据研究结果与临床发现，以上 4 种基本的骨盆类型常以混合形式出现。除种族差异，骨盆的形态、大小，以及其生长发育还受遗传、营养与性激素的影响。

二、内、外生殖器及邻近器官

（一）内生殖器

女性的内生殖器包括阴道、子宫、输卵管和卵巢，其中卵巢和输卵管合称为子宫附件。

1. 阴道

阴道是女性的性交器官，是连接外阴和子宫的腔道，也是月经排出和胎儿分娩的重要通道。

2. 子宫

子宫是产生月经和孕育胚胎、胎儿的器官。

（1）形态

子宫是一种具有腔室的肌性器官，重量在 50 g 左右，长度为 7 ~ 8 cm，宽度为 4 ~ 5 cm，厚度为 2 ~ 3 cm，宫腔容积为 5 mL 左右。宫体是子宫的主体部分，呈倒置梨形，前后略扁，位于盆腔中央，上端与输卵管相连，下端与宫颈相连。子宫角是宫体与输卵管相连的部分，呈三角形，是子宫的侧面部分。宫颈是一狭长的管道，形态呈圆柱状。宫体与宫颈的比例因年龄而异，婴儿期为 1：2，成年妇女为 2：1，老人为 1：1。

（2）组织结构

①宫体：宫体壁由 3 层组织构成，由内向外可分为子宫内膜层、肌层和浆膜层（脏腹膜）。②宫颈：主要由结缔组织构成，含少量平滑肌纤维、血管及弹力纤维。宫颈管黏膜为单层高柱状上皮，受性激素影响发生周期性变化，黏膜内腺体能分泌碱性黏液，形成黏液栓，堵塞

宫颈管。宫颈阴道部由复层鳞状上皮覆盖，表面光滑。宫颈外口柱状上皮与鳞状上皮交界处是宫颈癌的好发部位。

（3）位置

子宫位于盆腔中央，与膀胱、直肠相邻，并且下端连接阴道，两侧有输卵管和卵巢。在膀胱空虚的情况下，成人子宫会略微向前倾斜。正常的子宫位置依赖于子宫的韧带、骨盆底肌肉或者筋膜的支撑和托起。一般来说，宫颈的下端位置比坐骨棘水平略高。

（4）子宫韧带

子宫韧带共有 4 对，其名称、结构及作用如下。①圆韧带：由结缔组织和平滑肌构成。起于子宫角的前面、输卵管近端的下方，在子宫阔韧带前叶的覆盖下向前外侧伸展达两侧骨盆壁，再穿过腹股沟管，终于大阴唇前端。圆韧带可以帮助子宫维持前倾位置，同时也可以在妊娠期间支撑子宫和胎儿的重量。②阔韧带：位于子宫两侧的双层腹膜皱襞，呈翼状。阔韧带分为前后两叶。前叶的边界处是一个游离的结构，它的内 2/3 部包裹输卵管（伞部没有腹膜遮盖），外 1/3 部则形成一个骨盆漏斗韧带，也叫作卵巢悬韧带，下方是卵巢的动、静脉的路径。卵巢与阔韧带后叶相接处称卵巢系膜。输卵管以下、卵巢附着处以上的阔韧带称输卵管系膜，其中有结缔组织及中肾管遗迹。卵巢内侧与子宫角之间的阔韧带稍增厚，称卵巢固有韧带或卵巢韧带。在宫体两侧的阔韧带中有丰富的血管、神经、淋巴管及大量疏松结缔组织，称宫旁组织。子宫动静脉和输尿管均从阔韧带基底部穿过。阔韧带可以保持子宫在盆腔的正中位置稳定，同时也是输卵管和卵巢的重要支撑结构。③主韧带：又称宫颈横韧带。位于宫颈两侧和骨盆侧壁之间，是一对由平滑肌与结缔组织构成的坚韧的纤维束，具有支撑和固定宫体及宫颈位置、防止子宫脱垂的作用。④宫骶韧带：其形态较为复杂，起始于宫颈内口，沿脊柱向两侧延伸至第 2、3 骶椎前部，并绕开直肠。宫骶韧带包含丰富的平滑肌及紧密的结缔组织，并被腹膜所覆盖，其长度较短，强度较大，能够将宫颈向后、向上牵拉，使子宫保持正常的前倾姿势。

若上述韧带、盆底肌、筋膜及相关组织出现松弛或损伤，可导致子宫脱垂或子宫内膜异位症等妇科疾病。

3. 输卵管

输卵管作为一种主要的生殖器，是精子与卵子相遇受精的场所，也是向宫腔运送受精卵的通道。输卵管呈现细长的、弯曲的肌性结构，位于阔韧带的上缘内，内侧与子宫角相连通，外端游离，全长 8 ~ 14 cm。根据输卵管的形态，从内到外划分成 4 个部分。①间质部：通入子宫壁内的狭窄部分，长度约 1 cm。②峡部：位于间质部的外部，其管径较小，长度为 2 ~ 3 cm。③壶腹部：位于峡部外侧，其管径更大，长 5 ~ 8 cm。④伞部：长度多为 1.0 ~ 1.5 cm，外形呈漏斗状，表面上布满了细小的指状突起，具备"拾卵"的功能，能够将卵子从卵巢中拾取并输送至子宫。

4. 卵巢

卵巢为一对扁椭圆形的性腺，具有生殖和内分泌的功能。随着年龄的增长，卵巢的大小和形状也会发生变化。在青春期前，卵巢表面光滑；在青春期开始排卵后，其表面逐渐凹凸不平。成年妇女的卵巢大小约为 4 cm×3 cm×1 cm，重量为 5 ~ 6 g，呈灰白色。绝经后，卵巢会萎缩、变硬。卵巢位于输卵管的后下方，通过卵巢门与血管和神经相连。卵巢外侧与骨盆漏斗韧带相连，内侧则与子宫通过卵巢固有韧带相连。

（二）外生殖器

外生殖器也被称为外阴，指生殖器的外露部分，由两股内侧的肌肉及组织组成，从耻骨联合一直延伸至会阴。

1. 阴阜

阴阜是位于耻骨联合前方的皮肤隆起，其下富有脂肪。阴阜的大小和形状因个体差异而异。在青春期，阴阜的皮肤开始生长阴毛，并呈尖端向下的三角形分布。阴毛的生长与性成熟有关，也是女性第二性征之一。

2. 大阴唇

大阴唇为邻近两股内侧的一对纵行隆起的皮肤皱襞，起自阴阜，止于会阴。两侧大阴唇的前部紧贴阴阜，后端在会阴体前相融合，称为阴唇后联合。大阴唇外侧面皮肤内有皮脂腺和汗腺，青春期发育阴毛；大阴唇内侧皮肤湿润。大阴唇皮下脂肪层拥有大量的血液、淋巴液以及神经组织。未产妇女大阴唇会自然合拢；在生育之后，大阴唇向两侧分开；绝经后呈萎缩状，阴毛稀少。

3. 小阴唇

小阴唇为位于大阴唇内侧的一对薄皱襞。表面湿润、色褐、无毛，富含神经末梢，因此非常敏感。两侧小阴唇在前端相互融合，形成阴蒂包皮和阴蒂系带。小阴唇后端与大阴唇后端相汇合，在正中线形成阴唇系带。

4. 阴蒂

阴蒂位于两小阴唇顶端的联合处，是类似于男性阴茎的海绵体组织，具有一定的勃起能力。阴蒂由阴蒂头、阴蒂体和阴蒂脚三个部分构成。阴蒂头位于阴道的正上方且暴露于外阴，含有大量神经末梢，对性刺激极为敏感；中段为阴蒂体；两个阴蒂脚附着于两侧耻骨支。

5. 阴道前庭

阴道前庭为两侧小阴唇之间的菱形区。其前为阴蒂，后为阴唇系带。此区域内，前方是尿道外口，后方是阴道口，阴道口与阴唇系带之间有一浅窝，称舟状窝，也叫作阴道前庭窝。

（三）邻近器官

1. 尿道

女性的尿道是一条长 4 ~ 5 cm、直径约 0.6 cm 的肌性管道，起始于膀胱三角尖端，穿过泌尿生殖膈，最终通向阴道前庭部的尿道外口。尿道内括约肌为不随意肌，而尿道外括约肌则为随意肌，与会阴深横肌紧密相连。由于女性尿道短而直，且靠近阴道，因此易出现泌尿系统感染。

2. 膀胱

膀胱是人体内的一种囊状肌性器官，其大小和形状会随着充盈状态和邻近器官的情况而变化。膀胱空虚时呈锥体形，位于耻骨联合之后、子宫之前。膀胱充盈时，会凸向盆腔甚至腹腔。膀胱分为顶、体、底和颈 4 个部分。前腹壁下部腹膜覆盖膀胱顶，向后移行达子宫前壁，两者之间形成了膀胱子宫陷凹。膀胱底部的黏膜形成了一个三角区，称为膀胱三角。三角的尖向下是尿道内口，而三角底的两侧是输尿管口，两者相距约 2.5 cm。膀胱底部与宫颈及阴道前壁相邻，其间的组织较为疏松。膀胱壁由浆膜层、肌层和黏膜层三层构成，其中肌层由平滑肌纤维组成，外层和内层多为纵行，中层主要为环行。这三层相互交织，对排尿起着重要的作用。

3. 输尿管

输尿管为一对肌性圆索状长管，起自肾盂，长约 30 cm，粗细不一，最细部分内径仅 3 mm，最粗可达 8 mm。女性输尿管自肾盂起始后在腹膜后沿腰大肌前面偏中线侧下行（腰段），在骶髂关节处跨越髂外动脉起点的前方进入骨盆腔（盆段），并继续在腹膜后沿髂内动脉下行，在宫颈外侧约 2 cm 处，在子宫动脉下方穿过，再经阴道侧穹隆顶端绕向前内方，穿越主韧带前方的输尿管隧道，进入膀胱底，在膀胱肌壁内斜行 1.5 ～ 2.0 cm（壁内段）开口于膀胱三角底的外侧角。女性输尿管的路径相对复杂，其在腹膜后沿髂内动脉下行时，到达阔韧带基底部向前内方行，与子宫动脉交叉，再经阴道侧穹隆顶端绕向前内方，穿越主韧带前方的输尿管隧道，最终进入膀胱底。在施行子宫切除结扎子宫动脉时，应避免损伤输尿管。

4. 直肠

直肠位于盆腔后部，上接乙状结肠，下接肛管，全长 15 ～ 20 cm。直肠分为三段，其中上 1/3 段为腹膜间位器官，腹膜覆盖直肠前面及两侧面；中 1/3 段为腹膜外器官，前面被腹膜覆盖；直肠下 1/3 段全部位于腹膜外。直肠中段腹膜折向前上方，覆于子宫颈及子宫后颈，形成直肠子宫陷凹。肛管长 2 ～ 3 cm，在其周围有肛门内、外括约肌及肛提肌，而肛门外括约肌为骨盆底浅层肌的一部分。在妇科手术及分娩处理时，应特别注意避免损伤肛管和直肠。因为直肠前面及两侧面被腹膜覆盖，所以手术时要小心避免对腹膜造成损伤。此外，肛门内、外括约肌及肛提肌也需要特别注意，肛门外括约肌是骨盆底浅层肌的一部分，损伤可能会导致骨盆底功能障碍。在妇科手术及分娩处理时，必须谨慎操作，以确保患者的健康和安全。

5. 阑尾

阑尾位于盲肠游离端的后内侧壁，长 7 ～ 9 cm，通常位于右髂窝内。阑尾的位置、长短、粗细变化较大，有的下端可达右侧输卵管及卵巢部位，因此，当妇女患上阑尾炎时，有可能会累及子宫附件，需要注意鉴别诊断。在妊娠期，阑尾的位置会随着妊娠月份的增加而逐渐向上外方移位，因此，在妊娠期患上阑尾炎时，需要特别注意阑尾的位置变化，以便进行正确的治疗。总之，阑尾的位置、长短、粗细变化较大，需要在不同情况下进行不同的鉴别诊断和治疗。

三、血管、淋巴、神经

（一）血管

1. 动脉

女性内外生殖器官的血液供应主要来自卵巢动脉、子宫动脉、阴道动脉及阴部内动脉。

2. 静脉

盆腔静脉与同名动脉伴行，并在相应器官及其周围形成静脉丛，且互相吻合，因此盆腔静脉感染容易蔓延。卵巢静脉出卵巢门后形成静脉丛，与同名动脉伴行，右侧汇入下腔静脉，左侧汇入左肾静脉，因肾静脉较细，故左侧盆腔静脉曲张较多见。

（二）淋巴

女性生殖器官和盆腔具有丰富的淋巴系统，淋巴结一般沿相应的血管排列，其数目、大小和位置均不恒定。分为外生殖器淋巴与盆腔淋巴两组。

1. 外生殖器淋巴

外生殖器淋巴分为深浅两部分。

腹股沟浅淋巴结：分为上、下两组。上组沿腹股沟韧带排列，收纳外生殖器、会阴、阴道下段及肛门部的淋巴；下组位于大隐静脉末端周围，收纳会阴及下肢的淋巴。腹股沟浅淋巴结的输出管大部分汇入腹股沟深淋巴结，少部分汇入髂外淋巴结。

腹股沟深淋巴结：位于股静脉内侧，收纳阴蒂及腹股沟浅淋巴，汇入闭孔、髂外等淋巴结。腹股沟深淋巴结是人体淋巴系统中的重要组成部分，对阴部、下肢的淋巴引流具有重要作用。

2. 盆腔淋巴

将盆腔淋巴划分为 3 组：①髂淋巴组由髂内、髂外及髂总淋巴结组成。②骶前淋巴组位于骶骨前面。③腰淋巴组位于腹主动脉旁。

（三）神经

1. 外生殖器的神经支配

外生殖器主要由阴部神经支配，这些神经由第Ⅱ、Ⅲ、Ⅳ骶神经分支组成，含有感觉神经纤维和运动神经纤维。这些神经与阴部内动脉途径相同，在坐骨结节内侧下方分成会阴神经、阴蒂背神经及肛门神经（又称为痔下神经）3 支，分布于会阴、阴唇、阴蒂、肛门周围。这些神经的作用是控制外阴部的感觉和运动，包括阴部的疼痛感知、肌肉的收缩和松弛等。

2. 内生殖器的神经支配

内生殖器主要由交感神经与副交感神经支配。交感神经纤维自腹主动脉前神经丛分出，进入盆腔后分为两部分：①卵巢神经丛，分布于卵巢和输卵管。②骶前神经丛，大部分在宫颈旁形成骨盆神经丛，分布于宫体、宫颈、膀胱上部等。骨盆神经丛中有来自第Ⅱ、Ⅲ、Ⅳ骶神经的副交感神经纤维，并含有向心传导的感觉神经纤维。子宫平滑肌有自律活动，完全切除其神经后仍能有节律性收缩，还能完成分娩活动。临床上可见低位截瘫的产妇仍能自然分娩。

四、骨盆底

骨盆底是由多层肌肉和筋膜组成的，它封闭了骨盆出口，承托着盆腔脏器。若骨盆底的结构和功能发生异常，就会影响盆腔脏器的位置和功能，甚至可能引起分娩障碍。此外，分娩处理不当也可能会损伤骨盆底。骨盆底的前方是耻骨联合下缘，后方是尾骨尖，两侧是耻骨降支、坐骨升支及坐骨结节。两侧坐骨结节前缘的连线将骨盆底分为前、后两部分，前部分为尿生殖三角，包括尿道和阴道；后部分为肛门三角，包括肛管。由此可见，骨盆底的结构和功能对于盆腔脏器的位置和功能至关重要。骨盆底由外向内可分为3层。

1. 外层

外层由浅层筋膜与肌肉组成，位于外生殖器、会阴皮肤及皮下组织的下面，由会阴浅筋膜及其深面的3对肌肉及括约肌组成。此层肌肉的肌腱会合于阴道外口与肛门之间，形成中心腱。

2. 中层

中层即泌尿生殖膈。由上、下两层坚韧的筋膜及一层薄肌肉组成，覆盖于由耻骨弓与两坐骨结节所形成的骨盆出口前部三角形平面上，又称三角韧带，其中有尿道与阴道穿过。在两层筋膜间有一对由两侧坐骨结节至中心腱的会阴深横肌及位于尿道周围的尿道括约肌。

3. 内层

内层即盆膈，为骨盆底最内层的坚韧层，包括肛提肌和内、外面各覆的一层筋膜。其中有尿道、阴道和直肠穿过。

会阴包括广义的会阴和狭义的会阴。广义的会阴前为耻骨联合下缘，后为尾骨尖，两侧为耻骨降支、坐骨升支、坐骨结节和骶结节韧带。狭义的会阴是指阴道口与肛门之间的软组织，厚3～4 cm，由外向内逐渐变窄呈楔形，表面为皮肤及皮下脂肪，内层为会阴中心腱，又称会阴体。妊娠期会阴组织变软有利于分娩，但分娩时会阴容易受到损伤，因此需要保护会阴，以防止裂伤。

第二节　女性生殖系统及内分泌系统生理

一、生殖系统功能及其周期性变化

（一）卵巢功能及其周期性变化

1. 卵巢的功能

卵巢为女性的性腺，不仅具有生殖功能（即产生卵子并排卵），还具有内分泌功能（即雌、孕激素的分泌）。

2. 卵巢的周期性变化

女性自青春期开始，其卵巢就会出现一系列的周期性变化，包括外观、内部结构以及功能等的变化，直到绝经，这种变化称为卵巢周期。具体表现为以下内容。

（1）卵泡的发育及成熟

卵泡的发育始于胚胎时期，新生儿出生时卵巢大约有200万个卵泡，然而，在儿童期，大部分卵泡会退化，仅剩下约30万个。卵泡自胚胎形成后即进入自主发育和闭锁的轨道，这个过程并不依赖于促性腺激素，但其机制目前尚不清楚。进入青春期后，卵泡的自主发育会依赖于促性腺激素的刺激，从而推进至发育成熟的过程。在生育期，每个月会发育一批卵泡，经过征募和选择，其中只有一个优势卵泡能够完全成熟并排出卵子，其余的卵泡则会通过细胞凋亡机制而自行退化，这种现象被称为卵泡闭锁。在妇女的一生中，一般只有 400～500 个卵泡能够发育成熟并排卵。

根据卵泡的形态、大小、生长速度和组织学特征，可将其生长过程分为以下几个阶段：①始基卵泡，是由一个停留于减数分裂双线期的初级卵母细胞及环绕其周围的单层梭形前颗粒细胞组成。②窦前卵泡，包绕初级卵母细胞的梭形前颗粒细胞分化为单层立方形细胞后形成初级卵泡。窦前卵泡是初级卵泡发育完全的阶段，其组织学变化是卵母细胞增大，外围有透明带，颗粒细胞进一步增殖变为多层，外围的间质细胞包绕形成卵泡膜的内泡膜层和外泡膜层。颗粒细胞层与卵泡膜层之间出现基底膜层。此阶段出现卵泡生长发育所必备的 3 种特异性受体，即卵泡刺激素（FSH）、雌二醇（E_2）和睾酮（T）受体。③窦状卵泡，在雌激素和 FSH 持续影响下产生卵泡液，形成卵泡腔，卵泡增大，直径达 500 μm，称为窦状卵泡。在 FSH 作用下，该期卵泡的颗粒细胞获得黄体生成素（LH）受体，并在 LH 协同作用下，产生的雌激素量较窦前卵泡阶段明显增加。多数窦状卵泡发生退化。④排卵前卵泡，为卵泡发育的最后阶段，卵泡液急骤增加，卵泡腔增大，卵泡体积显著增大，直径可为 18～23 mm，卵泡向卵巢表面突出。

（2）排卵

当卵子发育到一定的阶段时，就会进入排卵期。排卵前，成熟的卵泡会分泌大量雌激素，对下丘脑产生正反馈作用，从而刺激垂体释放促性腺激素，出现 LH/FSH 峰。LH 峰使初级卵母细胞重新启动减数分裂进程，直至完成第一次减数分裂，排出第一极体，使初级卵母细胞成熟为次级卵母细胞。在 LH 峰的作用下，排卵前的卵泡会黄素化，产生少量孕酮。LH/FSH 排卵峰与孕酮协同作用，激活卵泡液内蛋白溶酶活性，溶解卵泡壁隆起尖端部分，形成排卵孔。排卵前，卵泡液中的前列腺素显著增加，排卵时达到高峰。前列腺素可促进卵泡壁释放蛋白溶酶，也促使卵巢内平滑肌收缩，有助于排卵。排卵时，随着卵细胞一起排出的还有透明带、放射冠及少量卵丘内的颗粒细胞。通常情况下，排卵多出现在下次月经来潮前 14 天左右。

（3）黄体形成及退化

排卵后，卵泡液流出，卵泡腔内压下降，卵泡壁塌陷，形成许多皱襞。卵泡颗粒细胞和卵泡内膜细胞向内侵入，周围有结缔组织的卵泡外膜包围，共同形成黄体。在 LH 排卵峰的作用下，卵泡颗粒细胞和卵泡内膜细胞进一步黄素化，分别形成颗粒黄体细胞及卵泡膜黄体细胞。黄体细胞的直径由原来的 12～14 μm 增大为 35～50 μm，在血管内皮生长因子的作用下，颗粒细胞血管化。排卵后 7～8 天（相当于月经周期第 22 天左右），黄体体积和功能达到高峰，直径 1～2 cm，外观呈黄色。若卵子未受精，黄体在排卵后 9～10 天开始退化，黄体功能限于 14 天，其机制尚未完全明确。有研究表明，黄体退化与其分泌的雌激素溶黄体作用有关，其作用是通过前列腺素和内皮素 -1 介导的。黄体退化时，黄体细胞逐渐萎缩变小，周围的结缔组织及成纤维细胞侵入黄体，逐渐由结缔组织所代替，组织纤维化，外观呈白色，称为白体。黄体衰退后，月经来潮，卵巢中又有新的卵泡发育，开始新的周期。

3. 卵巢性激素的合成及分泌

卵巢合成与分泌的性激素均为甾体激素，包括雌、孕激素和少量雄激素。

（1）卵巢性激素分泌的周期性变化

①雌激素：卵泡开始发育时，雌激素分泌量很少；至月经第7天，雌激素分泌量迅速增加，于排卵前达高峰；排卵后由于卵泡液中雌激素释放至腹腔，使循环中雌激素量暂时下降，排卵后1～2天，黄体开始分泌雌激素，使循环中雌激素量又逐渐上升，在排卵后7～8天黄体成熟时，循环中雌激素形成又一高峰。此后，黄体萎缩，雌激素水平急剧下降，在月经期降至最低水平。月经周期中雌激素的后一高峰均值低于第一高峰。②孕激素：卵泡期卵泡不分泌孕酮，排卵前成熟卵泡的颗粒细胞在LH排卵峰的作用下黄素化，开始分泌少量孕酮，排卵后黄体分泌孕酮量逐渐增加，至排卵后7～8天黄体成熟时，分泌量达最高峰，以后逐渐下降，到月经来潮时降到卵泡期水平。③雄激素：女性的雄激素主要来自肾上腺，少量来源于卵巢，包括睾酮和雄烯二酮，由卵泡膜和卵巢间质合成。排卵前循环中雄激素量升高，可促进非优势卵泡闭锁、提高性欲。

（2）卵巢性激素的生理作用

雌激素的生理作用：①促进子宫肌细胞增生和肥大，使肌层增厚；增加血运，促使和维持子宫发育；增加子宫平滑肌对缩宫素的敏感性。②使子宫内膜腺体及间质增生、修复。③使宫颈口松弛、扩张，宫颈黏液分泌增加。④促进输卵管肌层发育及上皮的分泌活动，并可加大输卵管肌节律性收缩的振幅。⑤使阴道上皮细胞增生和角化，黏膜变厚，并增加细胞内糖原含量，使阴道维持酸性环境。⑥使阴唇发育、丰满、色素加深。⑦促使乳腺管增生，乳头、乳晕着色，促进其他第二性征的发育。⑧协同FSH促进卵泡发育。⑨通过对下丘脑和垂体的正负反馈调节，控制促性腺激素的分泌。⑩促进水钠潴留；促进肝脏高密度脂蛋白合成，抑制低密度脂蛋白合成，降低循环中胆固醇水平；维持和促进骨基质代谢。

孕激素的生理作用：①降低子宫平滑肌兴奋性及其对缩宫素的敏感性，抑制子宫收缩（简称宫缩），有利于胚胎及胎儿宫内生长发育。②使增殖期子宫内膜转化为分泌期内膜，为受精卵着床做好准备。③使宫口闭合，黏液分泌减少，性状变黏稠。④抑制输卵管平滑肌节律性收缩的振幅。⑤加快阴道上皮细胞脱落。⑥促进乳腺腺泡发育。⑦孕激素在月经中期具有增强雌激素对垂体LH排卵峰释放的正反馈作用；在黄体期对下丘脑、垂体有负反馈作用，抑制促性腺激素分泌。⑧兴奋下丘脑体温调节中枢，可使基础体温在排卵后升高0.3～0.5℃。临床上可以此作为判定排卵日期的标志之一。⑨代谢作用，促进水、钠排泄。

孕激素与雌激素的协同和拮抗作用：①孕激素在雌激素作用的基础上，进一步促使女性生殖器和乳房的发育，为妊娠准备条件，二者有协同作用。②雌激素和孕激素又有拮抗作用。雌激素促进子宫内膜增生及修复，孕激素则限制子宫内膜增生，并使增殖的子宫内膜转化为分泌期子宫内膜。③孕激素还有其他拮抗作用，可以抑制宫缩和输卵管蠕动，改变宫颈黏液的性质，促使阴道上皮细胞角化和脱落，同时也会导致钠和水的潴留等。

雄激素的生理作用：①对女性生殖系统的影响，主要表现在促进阴部器官的发育和毛发的生长。当雄激素分泌过多时，会对雌激素产生拮抗作用，减缓子宫及其内膜的生长和增殖，以及抑制阴道上皮的增生和角化。长期使用雄激素可能会导致女性出现男性化的表现。这些作用通常在青春期开始时出现。②对机体代谢功能的影响，表现为促进蛋白质合成和肌肉生长，同时刺激骨髓中红细胞的增生。在性成熟期前，雄激素促进长骨骨基质的生长和钙的保留；在性成熟后，它会导致骨骺的关闭，从而使生长停止。此外，雄激素还能促进肾远曲小管对 Na^+、Cl^- 的重吸收，引起水肿。

（3）甾体激素的作用机制

游离型甾体激素是一种分子量较小、具有脂溶性的激素，可以透过细胞膜进入靶细胞内，并与特异性受体结合。这种结合会使受体在结构上发生构象变化，从而成为有活性的分子，进而与特定基因上的应答元件结合，发挥激活或抑制基因表达的调控作用。一旦目的基因被激活，RNA 聚合酶就会转录遗传信息，形成前信使 RNA 酶。这些 RNA 酶经过剪切后变成 mRNA，然后进入细胞质，在核糖体上翻译成基因编码的蛋白，从而引起相应的生物效应。

4. 卵巢分泌的多肽激素、生长因子

卵巢不仅能够分泌甾体激素，还能分泌一些多肽激素和生长因子。

（1）多肽激素

卵巢颗粒细胞分泌多种多肽激素，其中包括 2 种抑制素（抑制素 A 和抑制素 B）和 3 种激活素（激活素 A、激活素 B 和激活素 AB）。这些多肽激素对垂体 FSH 的合成和分泌具有反馈调节作用，从而影响卵巢的功能。此外，它们还在卵巢局部调节卵泡膜细胞对促性腺激素的反应性，从而影响卵泡的发育和成熟。

（2）生长因子

生长因子是一类多肽物质，能够调节细胞增生和分化，其作用是通过与靶细胞上的特异性受体结合，发挥生物效应。胰岛素样生长因子（IGF）、表皮生长因子（EGF）、血管内皮生长因子（VEGF）、转化生长因子（TGF）、成纤维细胞生长因子（FGF）、血小板衍生生长因子（PDGF）等生长因子通过自分泌或旁分泌的方式参与卵泡生长发育的调节。这些生长因子在卵巢内发挥重要作用，调节卵泡的发育和成熟，从而影响女性的生殖健康。

（二）子宫内膜及生殖器其他部位的周期性变化

1. 子宫内膜的周期性变化

（1）子宫内膜的组织学变化

子宫内膜是由基底层和功能层组成的，二者在月经周期中表现出不同的组织学变化。基底层不受卵巢激素变化的影响，在月经期不发生脱落；功能层则受卵巢激素的影响呈现周期性变化，月经期时会坏死脱落。以一个正常月经周期 28 天为例，其组织形态的周期性改变可分为 3 期。①增殖期：月经周期的第 5 ~ 14 天，相当于卵泡发育成熟阶段。在卵泡期雌激素的作用下，子宫内膜腺体和间质细胞呈增殖状态。增殖期又分早、中、晚期 3 期。②分泌期：黄体形成后，在孕激素的作用下，子宫内膜呈分泌反应。分泌期分早、中、晚期 3 期。③月经期：为月经周期第 1 ~ 4 天。此时雌、孕激素水平下降，使内膜中前列腺素的合成活化。前列腺素能刺激子宫肌层收缩而引起内膜功能层螺旋小动脉的持续痉挛，使内膜血流减少。受损缺血的坏死组织面积逐渐扩大，血管壁通透性增加，使血管破裂导致内膜底部形成血肿，促使组织剥脱。变性、坏死、脱落的内膜与血液相混而排出，形成月经血。

（2）子宫内膜的生物化学变化

在排卵前，雌激素水平逐渐升高，可促进子宫内膜间质细胞增生和酸性黏多糖（AMPS）分泌，为受精卵提供营养和生长环境。排卵后，孕激素水平升高，可促进子宫内膜血管壁增厚和收缩，维持子宫内膜功能层的稳定。若没有受精卵着床，孕激素水平则下降，导致子宫内膜缺血性坏死和崩解脱落，引起月经来潮。前列腺素 $F_{2\alpha}$、内皮素 -1 等物质参与了子宫血管和肌层节律性收缩及内膜功能层的崩解脱落过程。

2. 生殖器其他部位的周期性变化

（1）阴道黏膜的周期性变化

月经周期中，阴道黏膜呈现周期性改变，主要表现在阴道上段。排卵前，雌激素促进阴道上皮底层细胞增生，逐渐演变为中层与表层细胞，使阴道上皮增厚；表层细胞角化程度在排卵期最明显。阴道上皮细胞内富有糖原，经阴道杆菌分解成乳酸，可维持阴道酸度，防止致病菌繁殖。排卵后，孕激素主要促进阴道表层细胞脱落。通过观察阴道脱落细胞的变化，可以了解体内雌激素水平和有无排卵，这在临床上具有重要意义。

（2）宫颈黏液的周期性变化

受到卵巢性激素的影响，宫颈管中黏液的黏稠度和数量会发生明显的周期性改变。女性在每一次月经后，体内雌激素水平降低，宫颈管黏液分泌量也随之减少。当雌激素水平升高时，宫颈管黏液分泌量增加，且稀薄、透明，拉丝度可在 10 cm 以上。若将黏液行涂片检查，干燥后可见羊齿植物叶状结晶，这种结晶在月经周期第 6 ~ 7 天开始出现，到排卵期最为清晰而典型。排卵后，孕激素的作用使得宫颈黏液分泌量逐渐减少，质地变得黏稠而混浊，拉丝度差，易断裂。涂片检查时，结晶逐渐模糊，直至月经周期第 22 天左右完全消失，被排列成行的椭圆体所代替。通过宫颈黏液检查，可以了解卵巢功能。

宫颈黏液中包括糖蛋白、血浆蛋白、氯化钠以及水分，是一种含有多成分的水凝胶。宫颈黏液中的氯化钠含量在月经前后仅占黏液干重的 2% ~ 20%，而在排卵期则为黏液干重的40% ~ 70%。由于黏液是等渗的，氯化钠比例的增加必然导致水分的增加，因此排卵期的宫颈黏液稀薄而量多。宫颈黏液中的糖蛋白排列成网状，近排卵期时，在雌激素的作用下，网眼变大。

根据上述变化情况可知，排卵期宫颈黏液最适宜精子穿透，而雌、孕激素的存在则为此提供了一种生物阀的机制，从而保证了月经周期的正常进行。

（3）输卵管的周期性变化

输卵管的周期性变化包括形态和功能两方面。由于雌激素的影响，输卵管的结构、内部形态发生了显著的改变。其中，输卵管黏膜上皮纤毛细胞生长且体积增大，非纤毛细胞分泌增加，为卵子提供运输和种植前的营养物质。此外，雌激素还促进输卵管发育及输卵管肌层的节律性收缩。与之相反，孕激素可抑制输卵管黏膜上皮纤毛细胞的生长，减弱分泌细胞分泌黏液的功能。雌、孕激素协同作用，可保证受精卵在输卵管内的正常运行。这些生理变化对于女性生殖系统的正常功能具有重要意义。

二、下丘脑 - 垂体 - 卵巢轴以及其他内分泌系统对人体产生重要影响

女性生理的周期性变化在很大程度上取决于下丘脑 - 垂体 - 卵巢轴（HPOA）的运作，而HPOA 也受其他内分泌腺功能的影响，如当甲状腺、肾上腺及胰腺的功能异常或发生紊乱时，就会导致月经失调，甚至闭经。

（一）甲状腺

甲状腺素（T_4）和三碘甲状腺原氨酸（T_3）在机体中起着重要作用，不仅参与新陈代谢，还对性腺发育、月经和生殖功能有影响。青春期前甲状腺功能减退可能导致性发育障碍和青春期延迟。生育期时可能出现月经失调，包括月经过少、稀发，甚至闭经。患者常伴有不孕、自然流产和畸胎发生率增加。甲状腺功能轻度亢进时，甲状腺素分泌增加，导致子宫内膜过度增生，临床表现为月经过多、过频，甚至出现功能失调性子宫出血。当甲状腺功能亢进进一步加重时，甲状腺素的分泌、释放和代谢受到抑制，临床表现为月经稀发、月经量减少，甚至闭经。

（二）肾上腺

肾上腺不仅合成和分泌糖皮质激素、盐皮质激素，还能产生少量雄激素及微量雌激素、孕激素。肾上腺皮质是女性雄激素的主要来源，少量雄激素对女性的阴毛、腋毛、肌肉和全身发育至关重要。若雄激素分泌过多，会抑制下丘脑分泌促性腺激素释放激素（GnRH），并对抗雌激素，导致卵巢功能受到抑制，出现闭经和男性化表现。先天性肾上腺皮质增生症（CAH）患者由于缺乏 21- 羟化酶，会导致皮质激素合成不足，促使促肾上腺皮质激素（ACTH）增加，进而导致肾上腺皮质网状带雄激素分泌过多，临床上表现为女性假两性畸形或女性男性化。

（三）胰腺

胰腺分泌的胰岛素是一种非常重要的激素，它可以控制血液中的血糖水平，并维持正常的卵巢功能。当胰岛素拮抗的高胰岛素血症患者胰岛素水平增高时，会引起高雄激素血症，导致月经失调，甚至会出现闭经的情况。

第三节　妊娠生理

一、生殖细胞发生和成熟

（一）精子的来源与发生过程

精子的来源：睾丸是男性生殖腺，不仅可以分泌雄激素，而且还可以产生精子。睾丸实质由 100 ~ 200 个睾丸小叶组成，每个小叶内有 2 ~ 4 条弯曲细长的生精小管，其管壁由支持细胞和生精细胞组成。生精细胞包括精原细胞、初级精母细胞、次级精母细胞、精子细胞和精子。

精子发生过程：由精原细胞经过一系列发育阶段发育为精子的过程称为精子发生过程。这个过程可分为 3 个阶段，人类通常需（64±4.5）天。第一阶段，精原细胞经过数次有丝分裂，增殖分化为初级精母细胞。第二阶段，DNA 复制开始，次级精母细胞出现，并演变为精子细胞。该过程中染色体数量减半，因而也被称作减数分裂。第三阶段，精子细胞停止分裂，从原本的卵形转化为蝌蚪状，形成精子。精子的形成标志着男性生殖细胞的成熟。

（二）卵子的发生与排卵

卵子发生过程：卵巢是女性生殖腺，不仅能够合成、分泌雌、孕激素，还能够产生卵细胞。受精后 5 ~ 6 周，原始生殖细胞就会被运送到生殖嵴，第 6 周时其总量为 1 000 ~ 2 000 个；胚胎发育的第 5 个月末，卵巢里的卵细胞总量为 600 万 ~ 700 万个，其中包括 200 万个卵原细胞和 500 万个初级卵母细胞；到了新生儿时，双侧的卵巢里会拥有 70 万 ~ 200 万个原始卵泡；7 ~ 9 岁，原始卵泡总量会达到 30 万个；进入青春期，卵泡总量下降到 4 万个。受促性腺激素的影响，性成熟的女性每个月有 15 ~ 20 个卵泡生长发育，但一般只有一个卵泡发育成熟并排出。未排出的卵泡会随着时间的推移而退化为闭锁卵泡。卵泡的发育一般经历原始卵泡、初级卵泡、次级卵泡以及成熟卵泡四个阶段。最近的研究表明，从原始卵泡发育至成熟卵泡，通常要经历几个周期。

排卵：成熟卵泡破裂，次级卵母细胞自卵巢排出的过程称排卵。一般每 28 ~ 35 天排卵一次，两个卵巢轮流排卵，多数人每次排一个卵，偶尔可排两个。

二、受精及受精卵发育、输送与着床

（一）受精

已获能的精子和成熟的卵子相结合的过程称受精。受精一般发生在排卵后的 12 h 内，整个受精过程大约需要 24 h。

精子获能：精子获能是指精子经过宫颈管进入宫腔、输卵管腔后，生殖道分泌物中的 α、β 淀粉酶解除精子顶体酶上的"去获能因子"，使精子具有受精能力的过程。精子获能主要发生在子宫和输卵管中。

受精过程：获能精子与卵子相遇后，顶体外膜破裂，释放出顶体酶，溶解卵子外围的放射冠和透明带，该过程为顶体反应。只有发生顶体反应的精子能与次级卵母细胞融合。透明带反应完成后，精子进入卵子内，随后卵子完成第二次减数分裂，形成卵原核。卵原核与精原核融合后核膜消失，染色体相互混合，形成受精卵，完成受精过程。

（二）受精卵的输送与发育

由于输卵管的蠕动和上皮纤毛的运动，受精卵会朝着宫腔的方位运动；经过 3 天的分化，受精卵分裂成由 16 个细胞组成的实心细胞团，称桑葚胚；约在受精后第 4 天，早期囊胚进入宫腔；受精后第 5 ~ 6 天，早期囊胚的透明带消失，继续分裂发育成晚期囊胚。

（三）受精卵着床

随着时间的推移，晚期囊胚逐渐侵入子宫内膜，即着床。这一过程通常在受精后的第 5 ~ 6 天开始，并在第 11 ~ 12 天结束。

着床需经过定位、黏着和侵入三个阶段，且必须具备以下条件：①囊胚细胞滋养细胞分化出合体滋养细胞。②透明带褪去。③孕酮和雌激素的分泌量达到一定水平。④囊胚与子宫内膜同步发育且功能协调。

（四）蜕膜的形成

受精卵着床后，由于孕激素、雌激素的影响，子宫内膜腺体增大、弯曲，腺上皮细胞内糖原大量增加，血管充血，结缔组织细胞肥大，该过程的子宫内膜即蜕膜。根据囊胚与蜕膜的位置关系，蜕膜可分为三部分：①包蜕膜，覆盖于囊胚表面。②底蜕膜，位于囊胚植入处，以后发育成胎盘的母体部分。③真蜕膜，为底蜕膜及包蜕膜以外的蜕膜部分。

三、胎儿附属物的形成及其功能

（一）胎盘

胎盘起着物质交换、营养物质供应、分泌激素以及防御、保证胎儿正常发育等至关重要的作用。胎盘由羊膜、叶状绒毛膜和底蜕膜构成。

（二）胎膜

胎膜主要包括两个部分。一部分叫作绒毛膜，位于胎膜外层；另一部分叫作羊膜，位于胎膜内层。在发育过程中，绒毛膜由于缺乏营养供应而逐渐退化萎缩为平滑绒毛膜，至妊娠晚期与羊膜紧密相贴。羊膜呈半透明状，其中不含血管，厚度 0.02 ~ 0.05 cm，部分覆盖胎盘的胎儿面。随着胎儿的生长，羊膜、平滑绒毛膜和包蜕膜进一步突向宫腔，最后与真蜕膜紧贴，羊膜腔占据整个宫腔。胎膜含花生四烯酸的磷脂，并含可催化磷脂形成游离花生四烯酸的溶酶体，故对促成顺产具有一定意义。

（三）脐带

脐带外覆羊膜，内含卵黄囊、尿囊、两条脐动脉和一条脐静脉，血管周围有可保护脐血管的华通胶。在妊娠期，胎儿脐带平均长 55 cm，直径 0.8 ~ 2.0 cm。脐带作为胎儿与母体进行物质交换的重要通道，其作用不容忽视。若脐带被挤压，血流受阻，则会影响到胎儿的正常呼吸作用，从而引发胎儿窘迫，甚至导致死胎。

（四）羊水

羊水是被储存在羊膜腔内的液体的总称。随着妊娠的进展，羊水的来源、容量和组成都会发生显著的变化。

四、胎儿发育及其生理特点

（一）不同孕周胎儿发育的特征

通常每 4 周被视作一个孕龄单位。受精至受精后 6 周（即妊娠 8 周），胚胎主要器官结构完成分化，为胚胎期；从受精后第 7 周（即妊娠第 9 周）起，各器官发育渐趋成熟，为胎儿时期。

胎儿身长的增长是一个有规律的过程，通常临床上根据胎儿身长来判断妊娠月份。妊娠前 20 周的胎儿身长（cm）= 妊娠月数的平方；妊娠后 20 周的胎儿身长（cm）= 妊娠月数 ×5。

（二）胎儿的生理特点

1. 循环系统

胎儿的循环机制比起成年人有所不同，其营养摄取、新陈代谢以及毒素的释放都是通过脐带、胎盘、母体实现的。富含氧气的血液从胎盘经脐静脉进入胎儿体内，形成三支支流。

一支进入肝脏，一支与门静脉汇合再进入肝脏，这两支的血液经肝静脉进入下腔静脉，另一支经静脉导管直接进入下腔静脉。因此胎儿的下腔静脉血是混合血。由于卵圆孔的开口正对下腔静脉入口，下腔静脉进入右心房的血流大部分经卵圆孔入左心室。由于肺循环阻力较大，肺动脉血大部分经动脉导管进入主动脉，仅有 1/3 血液经肺静脉进入左心房。左心房的血液流入左心室直至主动脉达全身，经腹下动脉进入两条脐动脉后再通过胎盘，与母血进行气体交换。因此胎儿体内无纯动脉血，而是动静脉混合血。

胎儿出生后，出现自我呼吸，建立肺循环，停止胎盘循环。这会使得新生儿的左心房压力增高，右心房压力降低，从而改变血液流向。卵圆孔于生后数分钟即开始关闭，完全闭锁则需 6 个月。新生儿血流分布多集中于躯干及内脏，故常可触及肝、脾，四肢由于血流较少，容易发冷、发绀。

2. 血液系统

①红细胞生成。妊娠 3 周时，卵黄囊为胎儿提供红细胞；妊娠 10 周时，胎儿红细胞主要由肝脏生成；随着时间的推移，骨髓和脾也开始发挥其造血的作用；妊娠 32 周时，红细胞生成素大量产生；妊娠足月时，骨髓产生 90% 的红细胞。②血红蛋白生成。妊娠前半期，血浆中的血红蛋白为胎儿血红蛋白；从妊娠 16 周开始，成人血红蛋白逐渐形成，胎儿血红蛋白逐渐减少；至临产时，胎儿血红蛋白仅占 25%。③白细胞生成。妊娠 8 周以后，胎儿血液中会开始出现粒细胞；妊娠 12 周，胸腺、脾分泌淋巴细胞，这些淋巴细胞是胎儿体内抗体的主要来源，是重要的免疫物质。

3. 呼吸系统

胎儿与母体的血液在胎盘进行气体交换。胎儿出生前，气管与肺泡、肺循环及呼吸肌均已发育，妊娠 11 周可见胎儿胸壁运动，妊娠 16 周胎儿呼吸能使羊水进出呼吸道。当发生胎儿窘迫时，会出现大喘息样呼吸运动。

4. 消化系统

妊娠 12 周时，胎儿的消化道开始发育，出现肠管蠕动；妊娠 16 周时，胃肠功能基本建立，该阶段后，胎儿可通过吞咽羊水来吸收大量水分。由于此时胎儿肝脏中酶的数量和种类较少，导致无法结合胎儿体内因红细胞破坏而产生的大量游离胆红素。

5. 泌尿系统

在妊娠 11 ~ 14 周，胎儿的肾脏已经具备了排尿的能力；妊娠 14 周时，胎儿的膀胱内可储存尿液，同时可通过排尿参与羊水的循环。

6. 内分泌系统

妊娠 4 周时，即可见胎儿肾上腺发育；妊娠 7 周时，胎儿肾上腺即可合成肾上腺素；妊娠 20 周时，胎儿肾上腺皮质可产生大量甾体激素。妊娠 6 周时，可见胎儿甲状腺发育；妊娠 12 周时，胎儿甲状腺可合成甲状腺激素。

7. 生殖系统

①男性胎儿，从妊娠 9 周起，即开始进行睾丸的分化发育，并在妊娠 14 ~ 18 周完成分化。这一分化发育过程受到曲细精管、激素和酶的影响。中肾管发育，副中肾管退化，最终使得外生殖器向男性特征分化发育。直至临产前，男性胎儿的睾丸才会降至阴囊内，右侧高

于左侧且下降稍迟。②女性胎儿生殖系统的分化较男性胎儿稍晚，从妊娠 11 ~ 12 周起，开始进行卵巢的分化发育。女性胎儿的副中肾管发育形成阴道、子宫、输卵管，外生殖器向女性特征分化发育。

五、妊娠期母体变化

在妊娠期，受胎儿及胎盘所产生的激素的影响，母体会根据胎儿的身体状况及生长发育的需要，调节自身的内部环境，从而满足其对新的身体发展的需求。当母体分娩结束，或婴儿停止哺乳后，母体的内部环境将逐渐恢复到妊娠前。

（一）生殖系统的变化

1. 子宫

①子宫重量、容量和形状的改变。在妊娠过程中，子宫的重量从未孕时的 50 g 可增至足月妊娠时的 1 100 g，重量变化达 20 倍。宫腔容量也会发生显著的变化，未孕时其容量约 5 mL，妊娠足月时则可增至 5 000 mL 左右。随着子宫重量和容量的改变，子宫的形状也会发生巨大的变化。在妊娠早期，子宫呈倒梨形，到妊娠 12 周左右呈球形，在妊娠晚期呈长椭圆形，直至足月。其中，妊娠早期子宫肥大可能与雌、孕激素作用有关，妊娠 12 周后子宫体增大则与胎儿及胎儿附属组织的扩展有关。②子宫位置的改变。在妊娠 12 周之前，子宫处在盆腔中，随着妊娠进展，子宫体积增大，上升进入腹腔，并轻度向右旋转。此时，若孕妇取仰卧位，则子宫可向脊柱倾倒，压迫下腔静脉和主动脉，引起低血压综合征，出现脉搏加速、心跳加剧、血压下降等症状，孕妇改侧卧位后血压可迅速恢复，症状逐渐消失。③宫缩。妊娠 12 ~ 14 周，子宫出现 Braxton Hicks 收缩，表现为无痛且不规则；随着妊娠进展，收缩频率及幅度相应增加，其特点为稀发、不对称，收缩时宫内的压力保持在 1.3 ~ 2.0 kPa，持续时间约 30 秒。④子宫血流量。妊娠期胎盘的血流灌注主要由子宫动脉及卵巢动脉供应，子宫动脉未孕时屈曲，至妊娠足月渐变直，以适应妊娠期子宫血流量增加的需要。妊娠足月时子宫血流量为 450 ~ 600 mL/min，比未孕时增加 4 ~ 6 倍。其中，大部分血液用于供应胎盘，占总量的 80% ~ 85%；另外有 10% ~ 15% 供应子宫蜕膜层，5% 供应肌层。⑤子宫峡部。宫颈管内的解剖学内口与组织学内口间的狭窄部位，长 0.8 ~ 1.0 cm。妊娠期间，子宫峡部开始变软。妊娠 10 周时，子宫峡部明显变软；妊娠 12 周后，逐渐伸展、拉长、变薄，扩展成为宫腔的一部分，临产后可伸展至 7 ~ 10 cm，成为产道的一部分，称子宫下段。⑥宫颈。妊娠期间，宫颈会充血、水肿，外观肥大，颜色变为紫蓝色，质地变得柔软。此时，宫颈管内的腺体增大，并且产生大量黏液。这些黏液会形成黏液栓，能阻塞宫颈管，阻止细菌的侵袭。由于宫颈的鳞柱状上皮接合处外移，宫颈表面出现糜烂面，即发生假性糜烂。

2. 卵巢

在妊娠期，卵巢会稍微增大，并且不再排卵。妊娠 10 周后，胎盘取代黄体功能，在妊娠 3 ~ 4 个月时，黄体逐渐开始萎缩。

3. 输卵管

妊娠期输卵管伸长，但肌层无明显增厚，黏膜可呈蜕膜样改变。

4. 阴道

在妊娠期，阴道黏膜变软，并伴有充血和水肿而呈紫蓝色。阴道内壁皱襞增多，伸展性增加。阴道内的脱落细胞数量也有所增加，分泌物的稠度上升，呈白色糊状。此外，阴道上皮细胞含糖原量增加，乳酸含量增多，使阴道的 pH 值降低，可防止病原体感染，从而降低妊娠期感染发生的概率。

5. 外阴

在妊娠期，外阴会出现充血和肿胀的情况，且皮肤增厚，大、小阴唇色素沉着。阴唇内血管增多，使得阴道内的血液循环更为畅通；外阴周围结缔组织变软，伸展性增加，有利于分娩的顺利进行。

（二）乳房的变化

妊娠期，母体内的激素（如垂体催乳素、胎盘生乳素、雌激素、孕激素、生长激素以及胰岛素等）水平均会发生变化，从而导致乳房的变化。如乳房的乳腺管和腺泡增生，脂肪的堆积；乳头增大、变黑，且易发生勃起；乳晕变黑，其上的皮脂腺肥大，并呈现出分散的结节状小凸起，即蒙氏结节。妊娠 32 周后挤压乳房，可有数滴稀薄黄色乳汁溢出，即初乳。

（三）循环系统的变化

1. 心脏

妊娠后期，增大的子宫上升进入腹腔，使横膈上移，导致心脏向左、向上、向前移位，更贴近胸壁，心浊音界稍扩大。这种位置变化导致大血管轻度扭曲，加之血流量的增加和血流速度的加快，此时心尖区可闻及 Ⅰ～Ⅱ 级柔和的收缩期吹风样杂音。在妊娠晚期，心脏容量增加 10%，心率增加 10～15 次/分，心电图出现轴左偏，多有第一心音分裂或第三心音。

2. 心排血量

妊娠期心排血量的增加是影响胎儿健康、维持胎儿生长发育的关键因素。心排血量的增加从妊娠 10 周开始，到妊娠 32～34 周达到高峰。孕妇取左侧卧位时，心排血量比未怀孕时增加了 30%，平均每次排血量可达 80 mL，并且能够维持到足月。在临产后，特别是在第二产程时，心排血量会显著增加。

3. 血压

在妊娠期，胎盘形成动静脉短路、血液稀释、血管扩张，可导致妊娠早期和中期时血压偏低。在妊娠晚期，血压轻度升高，脉压略微上升。此外，妊娠期妇女采取的体位也会对血压产生一定的影响。如取仰卧位时，会导致腹主动脉和下腔静脉压力较大，从而导致回心血量和心排血量均减少，迷走神经兴奋，血压下降，即形成妊娠仰卧位低血压综合征。

（四）血液系统的变化

1. 血容量

从妊娠 6～8 周起，血容量显著上升，至妊娠 24～32 周达到高峰，上升幅度为 40%～45%，总体上达到 1 500 mL，其中，血浆容量约增加 1 000 mL，而红细胞容量约增加 500 mL，血液相对稀释。

2. 血液成分

①红细胞。由于血容量发生变化，血液稀释，妊娠期红细胞计数约为 $3.6 \times 10^{12}/L$，而血红蛋白值则为 110 g/L，血细胞比容 31% ~ 34%。②白细胞。从妊娠 7 ~ 8 周起，白细胞数量开始增加，到妊娠 30 周，白细胞数量达到高峰，为（10 ~ 12）$\times 10^9/L$，甚至更高，有时可达 $15 \times 10^9/L$，以中性粒细胞增加为主，而淋巴细胞增加幅度相对较小。③凝血因子。妊娠期血液处于高凝状态，凝血因子 Ⅱ、Ⅴ、Ⅷ、Ⅸ、Ⅹ 增加，仅凝血因子 Ⅺ、Ⅷ 降低。血小板的数量没有发生太大的变化，但血浆中的纤维蛋白原有所提高，为 4 ~ 5 g/L，较未孕时增加 40% ~ 50%。血沉加快，可达 100 mm/h。在妊娠晚期，凝血酶原时间及活化部分凝血活酶时间轻度缩短，凝血时间无明显改变。④血浆蛋白。孕期血液稀释，导致血浆蛋白减少，白蛋白数量下降尤为明显，妊娠中期白蛋白大概只有 35 g/L。血浆蛋白减少和孕期对铁的需求量的增加，易导致缺铁性贫血，可通过口服硫酸亚铁、维生素 C 和乳酸钙纠正治疗。

（五）呼吸系统的变化

随着妊娠的进行，孕妇的胸廓会出现扩张，至妊娠中期可出现过度通气的情况。妊娠晚期，孕妇更多使用胸式呼吸，且呼吸较深。肺活量没有明显增加，肺泡换气量和通气量增加，但呼吸道抵抗力降低，易感染。

（六）泌尿系统的变化

1. 肾脏

在妊娠期，胎儿的生长发育使母体代谢产物增多，肾脏负担过重，肾血浆流量较未孕时高 35%，肾小球滤过率也较未孕时高 50%。肾血浆流量和肾小球滤过率均受体位影响，如孕妇取仰卧位时可导致尿量增加，故夜尿量多于日尿量。当肾小球滤过率增加超过肾小管吸收能力时，就会导致少量的葡萄糖随尿液被排出体外，致使部分孕妇饭后出现生理性糖尿。

2. 输尿管

妊娠期间，由于孕激素的影响，输尿管管径增大，且蠕动减弱，导致尿流缓慢。此外，由于受右旋子宫压迫，右侧输尿管压力更大，妊娠期女性更容易患上急性肾盂肾炎，且右侧多见。

（七）消化系统的变化

在妊娠期，胃肠道的平滑肌张力降低使蠕动减少、减弱，胃排空时间延长，导致易出现上腹部胀满感。妊娠期由于肠道的蠕动作用减弱，此时较容易患上便秘，加之直肠静脉压增高，孕妇易发生痔疮。由于肝脏和胆囊排空时间延长，胆管的平滑肌松弛，胆汁黏稠，可使胆汁淤积，较易诱发胆石症。为了保持健康，顺利分娩，建议孕妇每天定时排便，并且多食富含维生素的新鲜蔬菜、水果，少吃辛辣食物，缓解便秘。

（八）皮肤的变化

在妊娠期，由于激素水平的升高或其他生理性改变，孕妇的皮肤会出现一系列的变化。如垂体分泌促黑素细胞激素增加，可导致孕妇乳头、乳晕、腹白线、外阴、腋窝等处出现色素沉着。随着妊娠子宫增大及肾上腺皮质激素分泌增多，孕妇腹部、大腿、臀部及乳房皮肤的皮内组织改变，皮肤过度扩张，使皮肤弹力纤维断裂，形成紫色或淡红色不规则平行裂纹，称妊娠纹。

（九）内分泌系统的变化

1. 垂体

在妊娠期间，垂体增生、肥大，嗜酸细胞增生并形成妊娠细胞，且可分泌催乳素（PRL）。PRL 在妊娠 7 周时开始增加，并在妊娠足月分娩前达到高峰，约 150 μg/L。PRL 具有促进乳腺生长的功能，并且能够帮助母体分泌母乳。未哺乳者体内 PRL 在分娩后的 3 周可降至未孕时水平，产后哺乳者体内 PRL 则在产后 80 ~ 100 天降至未孕时水平。

2. 肾上腺皮质

妊娠期，由于雌激素水平的显著升高，导致中层束状带的皮质醇分泌量较未孕时增多 3 倍，其中 90% 的皮质醇都会与蛋白质结合，故血中游离皮质醇不多，从而避免了肾上腺皮质功能亢进表现。外层球状带分泌的醛固酮含量也较未孕时增多 4 倍，大部分与蛋白质结合，从而避免了水钠潴留及其可能引发的水肿。内层网状带分泌的睾酮含量略微升高，导致孕妇的阴毛和腋毛增多、增粗。

3. 甲状腺

妊娠期，甲状腺均匀增大，血清中的甲状腺素水平升高，而游离甲状腺素水平则无显著提高。一般来说，妊娠期女性不会出现甲状腺功能亢进的症状。

（十）新陈代谢的变化

1. 基础代谢率

妊娠早期，基础代谢率（BMR）会有轻微的下降，但随着妊娠的进展，妊娠中期 BMR 逐渐升高，到妊娠晚期，BMR 可增高 15% ~ 20%。

2. 体重

妊娠 13 周前，孕妇体重没有明显变化；妊娠 13 周起，孕妇体重平均每周增加 350 g，至妊娠足月时体重平均增加 12.5 kg。

3. 糖类代谢

妊娠期时，胰岛功能旺盛，胰腺功能活跃，分泌胰岛素增多，从而导致血液中的胰岛素水平升高，故孕妇空腹血糖较非孕妇女偏低。

4. 脂肪代谢

在妊娠期，孕妇的脂肪摄取和利用的能力提高，导致母体脂肪堆积更多，但妊娠期能量消耗增加，孕妇糖原储备减少。此外，若妊娠期能量消耗过多，如妊娠剧吐，可出现血中酮体增加。

5. 蛋白质代谢

呈正氮平衡。孕妇体内储备的氮除供给胎儿生长发育、母体子宫增大、乳房发育的需要外，还为分娩期消耗做准备。

6. 矿物质代谢

在妊娠期间，母体和胎儿都需要大量的钙、磷和铁等矿物质以维持身体的健康。因此，应补充大量钙、维生素 D 和铁以满足需要。

（十一）骨骼、关节及韧带的变化

妊娠期，子宫圆韧带、主韧带和骨盆漏斗韧带会增长，并且会变得更加宽厚。此外，骶髂关节和耻骨联合松弛，有轻度伸展性，严重时可发生耻骨联合分离；骶尾关节有一定的活动性，有利于孕妇的顺利分娩。

第二章 产前诊断

第一节 产前诊断的指征

产前诊断又称宫内诊断或出生前诊断，是一种利用各种技术手段，判断胎儿出生前是否患有某种遗传性疾病或先天畸形而进行的临床诊断。产前诊断是现代遗传病诊断的重要组成部分。

具体而言，产前诊断在遗传咨询的基础上，运用医学影像学、人类细胞遗传学、分子遗传学、生化免疫学等现代医学技术，通过对母体的间接检查或对胚胎/胎儿的直接检测，了解胚胎/胎儿在宫内的生长发育情况，诊断胎儿是否患有遗传缺陷及先天畸形，以便早期发现，若条件允许，还可以进行宫内治疗，是预防遗传病及先天畸形患儿出生的有效手段。我国每年有80万~120万缺陷儿出生，占全部出生人口的4%~6%，平均每30秒就有一个缺陷儿出生。常见的出生缺陷有先天性心脏病、神经管畸形、唇/腭裂、21-三体综合征等。出生缺陷的发生原因包括遗传性因素和环境因素。遗传性因素有单基因遗传病、染色体异常及多基因遗传病；环境因素包括化学致畸物（药物、食品添加剂）、生物致畸物（病毒、细菌）、物理因素（辐射、机械损伤等），还包括母体营养不良与妊娠期疾病等。大部分出生缺陷是环境因素与遗传性因素共同作用的结果。出生缺陷种类多、发病率高、治疗难度大且多为对症治疗，严重危害了人类的健康与生命，因此，需要采取积极有效的预防措施，在胎儿出生前进行遗传病与先天畸形的检测，即产前诊断。研究表明，产前筛查和产前诊断是世界卫生组织（WHO）提出的出生缺陷三级预防措施的基础，其可以帮助临床更好地发现和治疗出生缺陷的婴儿，从而减少出生缺陷的风险，作用不可忽视。

由于各国家和地区文化背景的不同，产前诊断的指征也各有差异，综合来看，以下产前诊断的指征较为合理：①母亲年龄达到或超过35岁。②母体的血液检测结果不符合要求。③有不良孕产史，包括畸胎史或智力障碍儿分娩史、染色体异常儿分娩史、2次以上流产、死胎或新生儿死亡史等。④夫妻一方患遗传性疾病或有遗传病家族史，或遗传病儿分娩史。⑤女方有染色体异常。⑥遗传性疾病基因携带者。⑦正在孕育的胎儿有畸形或可疑畸形。

其他产前诊断的指征还包括：①超声检查胎儿或羊水量异常，主要指胎儿发育异常（如胎儿生长受限）、羊水过多或过少等。②妊娠早期接触某些致畸物，如药物、射线等。③妊娠期出现某些可能导致胎儿畸形的感染，如风疹病毒、巨细胞病毒或弓形虫感染等。④母亲患有某些可能引起胎儿发育异常的疾病，如糖尿病、先天性心脏病等。⑤某些地区高发性遗传病筛查，夫妻双方或孕妇自身筛查结果异常。

当前，可用于进行产前诊断的疾病包括：①染色体疾病。②由某些酶缺失引起的遗传性代谢缺陷病。③可通过DNA检查发现的遗传性疾病。④多基因产生的神经管缺陷。⑤具有某些外观特征的先天性异常。⑥患有感染性疾病或母 – 胎血型异常。

产前诊断旨在帮助父母预防其后代未来可能出现的潜在疾病，以确保他们的后代拥有健康的生活。产前诊断可以显著降低新生儿患某种疾病的风险，但并不能涵盖所有可能导致遗传性疾病和先天性畸形的因素。

第二节　胎儿遗传物质的获取

临床上，产前诊断可以被划分为两类：一类是侵入性产前诊断，如通过羊膜腔穿刺、绒毛穿刺取样、脐带穿刺等手段获取胎儿的遗传物质。在这些手段的帮助下，医疗人员可以对胎儿的遗传物质进行生化、细胞、分子遗传学的评估。另一类则是非侵入性产前诊断，通过分检等方法，对母血中富集的胎儿细胞和胎儿游离 DNA/RNA 进行提纯，直接获取胎儿遗传物质进行诊断。近年来，非侵入性产前诊断已成为医学界的热门话题，然而，目前采用侵入性产前诊断仍是临床上遗传物质检测的主流取材方法。

一、侵入性产前诊断

（一）羊膜腔穿刺

羊膜腔穿刺作为一种具有悠久使用历史的侵入性产前诊断方法，目前依旧被广泛运用。羊膜腔穿刺一般在妊娠中期（妊娠 16 ~ 20 周）时进行，然而其安全性仍然存在着许多疑问。羊膜腔穿刺选择在妊娠 16 ~ 20 周进行，是由于此时的羊水量超过 170 mL，并且以每周 20 ~ 25 mL 的量增加，所以，此时抽出约 20 mL 的羊水，可以避免宫腔的急剧缩小，从而防止流产的发生；另外，羊水中的活细胞的含量也很丰富，这样可以更容易地进行细胞培养，并进行染色体制备；由于妊娠期的进展，羊水中胎儿细胞增加，但活细胞的比例却下降，因此妊娠后期的羊水细胞培养相对困难，这也是选择妊娠中期的一个重要考虑因素。羊膜腔空间相对较大，胎儿浮动，采用羊膜腔穿刺技术可以轻松获得较高质量的样本，并避免对胎儿造成损害。具体来说，根据检测目标、检测目的的不同，样本采集的时间往往也不同。羊水细胞培养与 DNA 检测通常会选择在妊娠 16 ~ 20 周时进行；若要对胎儿溶血症进行检查，则应选择妊娠 26 ~ 36 周；对胎儿成熟度进行测定，则应在妊娠 35 ~ 42 周进行。

在羊膜腔穿刺之前，必须仔细核对产前诊断适应证，以确定是否符合穿刺的要求。若患者存在出血倾向、盆腔或宫腔感染，以及先兆流产等情况，则不建议穿刺。

1. 羊膜腔穿刺的操作过程

消毒：常规消毒铺巾。尽管羊膜腔穿刺操作相对容易，但是若未能进行彻底的消毒，可能导致细菌的侵入，从而导致多种疾病的出现，甚至可能使胎儿夭折。

选择穿刺点：通过超声探测，可以更准确地确定穿刺点，从而更好地掌握胎儿的生长发育状态、胎盘的位置和羊水量。因此，应该特别注重选取羊水较深的区域，并且要避开胎儿和脐带，同时要避开胎盘；若实在没有办法避开，则应该尽量避开胎盘的血管，以防止因血液污染而影响后续的细胞培养。在进行羊膜腔穿刺之前，建议孕妇轻轻晃动腹部，使羊水中的细胞浮起，从而使穿刺可以获得较多的活细胞，有利于细胞培养成功。

进针：屏幕上显示穿刺线，以穿刺线测量进针深度。一般取 21 号或 22 号的长腰套管穿刺针，左手固定穿刺部位皮肤，右手将针快速刺入腹壁及宫腔，术者应有两次落空感。宜快速进针，最好一针直入羊膜腔，可避免子宫壁或胎盘出血，减少母体细胞的污染。

抽取羊水：拔出穿刺针芯，用 5 mL 无菌注射器抽吸 2 mL 羊水，丢弃吸出的前 2 mL 羊水，以减少样本被母体细胞污染的可能，然后接 20 mL 无菌注射器缓慢抽吸羊水 20 ~ 30 mL 用于各项检查。

出针：快速拔出穿刺针，针眼处盖以消毒纱布并适当压迫数分钟，防止羊水外溢。术后孕妇平卧休息半小时，超声检查胎儿心率。

2. 羊膜腔穿刺的主要并发症

尽管妊娠中期羊膜腔穿刺被认为是一种较为安全的侵入性产前诊断方法，但它也会带来一些潜在的风险和并发症，而并发症的程度取决于操作者的技术水平。

胎儿丢失：多个国外的医疗机构的数据，经过大样本统计发现，通过羊膜腔穿刺治疗的胎儿会有 0.5% ~ 1.0% 的丢失率。

羊水渗漏：羊水渗漏是一种比较普遍的并发症，发病率为 1% ~ 2%，其临床表现不太明显，通常会在 48 ~ 72 小时出现改善，但若持续出现，也可导致羊水量过少，胎儿出现压迫性畸形，甚至肺部发育受阻。

感染：绒毛膜羊膜炎是一种严重的疾病，这种情况并不常见，但一旦出现，可导致胎儿死亡。

孕妇及胎儿损伤：在妊娠中期，羊膜腔穿刺的副作用相对较小，然而，一些研究表明，这种操作可能会导致严重的后果。如穿刺时损伤孕妇腹壁下动脉造成腹壁大血肿而休克，偶尔也有孕妇败血症合并肺水肿、肾衰竭和弥散性血管内凝血（DIC）的报道。穿刺操作也可能会对胎儿造成严重的影响，包括某部位损伤坏死、羊膜带综合征等。

（二）绒毛穿刺取样

在 20 世纪 70 年代，绒毛穿刺取样（CVS）方法被发明，利用此方法可获取胎儿染色质并用以检测胎儿性别。CVS 为产前诊断提供了一种新的方法，并且在 20 世纪 80 年代中后期得到了广泛应用，其主要优势在于能够在孕早期进行遗传学诊断。目前，CVS 已被证明是有效的侵入性产前诊断方法，是妊娠早期遗传物质检测的主要取材方法。

根据 WHO 的建议，进行 CVS 的时机应该是从妊娠 10 周开始，而妊娠 10 ~ 12 周则是最理想的时机，此时的手术风险较小，并发症发生率相对较低。CVS 也可以应用到妊娠 13 周后甚至妊娠中晚期的产前诊断，也就是晚期 CVS 或胎盘活检。

在国外一些医疗机构，CVS 技术可以分为经腹 CVS（TA-CVS）和经宫颈 CVS（TC-CVS），它们都是在超声引导下完成的。前壁胎盘通过 TA-CVS 的方式更容易取材，而后壁胎盘或后屈子宫则可以通过 TC-CVS 的方式降低取材难度。CVS 方式的选择需要依据操作者的专业知识、操作经验、孕妇的健康状况以及宫颈菌群的变化，目前我国产前诊断中心最常用的检测方法是 TC-CVS。

TC-CVS 利用一种特殊的聚乙烯导管，在超声扫描仪的监测下，由宫颈进入宫腔，从宫腔内提取少量的绒毛组织。聚乙烯导管长约 25 cm，顶端或接近顶端有孔，末端套一个 20 mL 注射器，管内有一条可变形的金属丝，具有一定的弯曲度。妊娠早期的绒毛组织可以作为胎儿遗传物质检测的材料，这些绒毛组织最终发育成胎盘。

1. TC-CVS 的操作过程

超声检测：通过超声检测，可以确定胎儿的健康情况，包括胎心率、叶状绒毛膜的形态和脐带的移动方向。

常规消毒：在进行常规消毒时，使孕妇取截石位，并对其外阴和阴道进行清洁，然后使用窥阴器检查宫颈，根据具体情况决定是否使用宫颈钳固定子宫。

插管：通过超声引导，将导管精确地插入叶状绒毛膜，然后从中取出金属丝。

抽取绒毛：将 20 mL 注射器连接导管远端，抽负压约 10 mL，然后缓慢抽出导管。超声可见随导管抽出，绒毛受到轻微的牵扯。将抽出的标本放入盛有培养液的无菌试管中，用滴管反复吸推，使绒毛与蜕膜分离，防止母体血与蜕膜的污染。若取样成功，肉眼可见白色分枝状绒毛漂浮于液体中，而蜕膜外观较厚，呈淡粉色，无分支，易沉底。将 5 ~ 10 mL 绒毛吸入平皿中，用培养液漂洗后放在倒置显微镜下选择出芽的绒毛，经短期温育或经培养后，最终完成各项检查。

2. CVS 的主要并发症

胎儿丢失：CVS 技术可能会导致胎儿丢失，丢失率为 2.5% ~ 3.0%（包括背景丢失率）。这可能是由于操作者的经验不足或孕妇年龄过大，行 CVS 时妊娠期 < 12 周也可能导致胎儿丢失。

感染：采用 TC-CVS 取材技术存在着极高的宫内感染风险，可由潜伏的病原体侵入受损的宫颈或宫内组织所致。为了避免这种情况的发生，应当严格执行无菌操作，并在采样过程中进行套管远端内外表面微生物检测，或者选择 TA-CVS。

胎膜破裂：进行 CVS 后，孕妇的绒毛膜会受到强烈的机械性损害，导致胎膜破裂，进而引起孕妇早产。其中最常见的就是迟发性胎膜破裂，据统计，这种情况的发病率为 0.3%。

出血：TC-CVS 术后，大约有 1/3 的孕妇会出现少量的阴道出血，但大多数情况下，这种出血是可以自行缓解的，不会对胎儿造成影响，因此不需要特殊处理。

有些学者认为，TA-CVS 和 TC-CVS 的安全性和风险性相当，但也有报道称，TA-CVS 可能更安全，并且更少导致感染或其他并发症。

（三）脐带穿刺

1979 年，Rodeck 和其他研究人员利用胎儿显微镜对脐部进行穿刺，这标志着一项重大的发现。1983 年，Daffas 和其他研究人员在超声引导下，开发出一种新的方法，即经皮脐血穿刺取样技术，又称脐带穿刺术，这一方法取得成功并被广泛认可。脐带穿刺从妊娠 18 周到临近生产都可以进行。虽然相对羊膜腔穿刺而言，脐带穿刺操作复杂、并发症较多，但是能够用于妊娠中晚期胎儿遗传物质的检测，为已错过羊膜腔穿刺时机的孕妇赢得了做产前诊断的机会，而且它可以直接获得胎儿血样，既可直接、快速地进行胎儿遗传物质的检测，又可诊断胎儿血液系统疾病，因此，脐带穿刺技术在侵入性产前诊断中仍然具有十分重要的地位。

1. 脐带穿刺的应用

脐带穿刺不仅可以满足羊膜腔穿刺和绒毛穿刺取样等常见产前诊断的需求，还具有一些独特的应用领域。

胎儿血液系统疾病的产前诊断、治疗与评估：如溶血性贫血、自身免疫性血小板减少性紫癜、血友病及 α、β 地中海贫血。可直接检测胎儿血型，还可以了解贫血的严重程度，并使用脐血穿刺术进行宫内输血，治疗胎儿部分血液系统疾病。

胎儿宫内感染的诊断：通过血清特异性 IgM 抗体检测，可以迅速准确地识别出胎儿是否受到了病原体的感染。

快速核型分析：胎血细胞培养只需 48 小时即可进行染色体制备，并且可以有效地检测出羊水和绒毛培养中存在的异常结构，对假嵌合体或培育失败进行校正或补救诊断，从而为临床诊断提供有效的参考依据。

2. 脐带穿刺的操作过程

孕妇应该先将膀胱排空，然后取仰卧位，进行超声观察，并根据胎儿情况确定脐带的穿刺部位。脐带穿刺部位有以下 3 种。①脐带游离段，该段脐带浮动于羊水中，受胎动和母体呼吸运动影响，穿刺难度较大，但由于该段取到的一般是纯胎儿血，所以通常建议将其作为首选的穿刺部位。②脐带接近脐轮部，该段脐血管较粗、平直且管壁厚，但血管壁含较丰富的神经，会引起胎儿疼痛进而出现反射性胎儿心动过缓。相对于脐动脉，脐静脉穿刺技术更加安全，术后并发症较少。③脐带入胎盘处，此处脐带固定，血管较粗，受胎动干扰小，操作相对容易，因此多数操作者愿意选择此处，但由于接近胎盘血窦，故易抽到母血而容易造成误诊。

常规消毒：在进行脐带穿刺前，应进行腹部常规消毒，并使用消毒穿刺探头（穿刺架）寻找穿刺点，以确定最佳的位置。通常选择脐带游离段、血管较平直或者血管横截面处。

进针与抽血：脐带穿刺可以徒手穿刺或以固定的穿刺探头引导穿刺，采用何种方式取决于操作者的习惯。选择的穿刺针应针尖锋利且能在超声下显影。采取快速进针法，尽量一针刺中血管或接近血管，甚至穿透血管。针尖触及脐带时，常能感到一点阻力。若未刺中，可采用短促、有力的手法继续穿刺血管；若穿透，则缓慢捻转提针至血管中。一旦进入血管中，即拔出针芯使血液自行流入针的接口处，连接注射器抽取需要量的脐血。快速拔针。

拔针后，需要仔细检查穿刺部位，以确保没有出现渗血及血肿，并通过超声监测胎心的变化。脐带穿刺失败的常见原因包括：①妊娠周数小于 21 周，脐带直径小于 0.5 cm，这样就很难将穿刺针准确地插入血管。②胎动频繁也是造成操作失败的重要原因，最好在胎儿安静时操作。③羊水过多，使羊膜腔空间增大，脐带浮动范围增加，也会影响到手术的顺利完成。④母亲肥胖也会使操作难度增加。

3. 脐带穿刺的手术并发症

胎儿丢失：与羊膜腔穿刺和绒毛穿刺取样相比，脐带穿刺所致的胎儿丢失率较高。脐带穿刺的胎儿往往有一些严重畸形等高危因素，这类胎儿术前多半已处于慢性缺氧状态，对手术刺激的耐受较差，容易造成丢失。

胎儿心动过缓：心动过缓是一种普遍存在的并发症，其发病率可达 10% 或更高。分为一过性和延长性心动过缓，一过性心动过缓最常见，在术后很快发生，并可迅速自行恢复，通常情况下预后良好，无须进行特别的治疗；延长性心动过缓可持续超过 10 分钟，需较长时间恢复，可能会造成严重的后果，如预后不良甚至导致胎儿死亡，因此必须尽早进行治疗。心动过缓的发生原因目前尚不明确，可能与穿刺针刺入血管引起迷走神经兴奋、脐带血管壁的痉挛和穿刺部位血肿压迫引起的反射相关。

穿刺点出血：穿刺点出血是非常普遍的，据报道，这种情况的发生率可能高达 40%。通常情况下，出血会自行停止，但是，若胎儿患有血小板减少症，则出血的时间就会明显延长。

二、非侵入性产前诊断

随着科技的飞速发展，非侵入性（无创性）产前诊断已经成为世界各地医疗工作者的热门话题和国内外学者共同努力的目标。近年来，这类技术的研究已经取得了显著的突破。需要强调的是，所谓的无创只是相对于有创而言，并不是完全对人体无创。相较于前述的羊膜腔穿刺、绒毛穿刺取样等有创技术，抽取母体外周血与平常体检一样更易于被孕妇接受，并且与超声检查及母体血清标志物筛查等这些临床常用的无创性方法相比，无创性胎儿遗传物质检查能够作出病因诊断，因此具有更为重要的临床意义。

（一）母体外周血胎儿有核红细胞的发现与应用

存在于母体外周血中的胎儿细胞包括滋养层细胞、胎儿淋巴细胞、胎儿有核红细胞等。滋养层细胞具有多核特征及嵌合核型，会干扰遗传学分析结果；胎儿淋巴细胞缺乏母胎间区分的特异性标志物，在孕妇分娩后仍可在其血液中滞留极长时间；胎儿有核红细胞表面有多种胎儿特异性的抗原标志物可供鉴别，且半衰期相对较短，故用于产前诊断优于其他胎儿细胞。

20 世纪 90 年代，通过分离胎儿有核红细胞进行某些出生缺陷（如单基因遗传病、非整倍体染色体病）的遗传诊断已经大量开展，结果表明，这种检测方式具备较高的准确性和可靠性。然而，由于存在着一定的技术障碍，这种检测方式尚未普及到各个医疗机构。

胎儿有核红细胞在遗传诊断中存在的主要问题有：①在母体外周血中，胎儿的有核红细胞数量极其稀少，每毫升血液仅有约 1 个。②由于数量极其稀少，必须使用先进的分选技术来实现高效的分离和富集，目前，流式细胞分选法（FACS）、磁激活细胞分选法（MACS）和电荷流式分选法是最常见的分选手段，但成本较高，操作复杂。③研究发现，前次妊娠的胎儿有核红细胞在分娩后仍可存在于母体外周血中若干年，会对检测结果产生一定的影响。

（二）母体外周血胎儿游离 DNA/RNA 的发现与应用

1. 胎儿游离 DNA 的发现

几十年前，研究者已经发现人体的外周血液中含有少量的游离核酸。妊娠期间，胎盘滋养层会侵入子宫内，这种侵入的方式与癌症的扩散相似，不同之处在于妊娠的浸润具有时间和空间性；在免疫学上，胚胎之于母体类似于肿瘤之于机体，有学者将胚胎的部分行为称为"伪恶性"。通过使用聚合酶链反应（PCR）技术，从母体血浆的总游离 DNA 中成功扩增出男性胎儿的 Y 染色体特异性序列（SRY 基因序列），首次证实胎儿 DNA 可以进入母体外周血循环，并以游离 DNA 的形式稳定存在。

母体外周血中胎儿游离DNA的发现为无创性产前诊断提供了新的发展前景。母体外周血中胎儿游离DNA含量相对高，提取及分析过程也相对简单，易于发展为可应用于临床的大样本高通量的检测方法。另外，胎儿游离DNA在孕早期就可检测到，且分娩后很快在母体外周血中被清除，不会受前次妊娠的影响。

2. 胎儿游离DNA的来源与释放机制

尽管胎儿游离DNA的来源和释放机制仍然不甚清楚，但研究表明，可能通过3种不同的方式被释放到母血中。

胎儿有核红细胞进入母体外周血后发生凋亡释放出游离DNA：妊娠期进入母体血循环的胎儿细胞包括淋巴细胞、粒细胞和有核红细胞等。胎儿细胞有穿越绒毛毛细血管内皮和滋养层基膜的现象，在穿越胎盘时可能发生凋亡，因此母体血浆中的胎儿游离DNA可来源于进入母体血的胎儿有核红细胞。但该说法无法解释母体外周血中胎儿细胞很少而血浆中胎儿游离DNA含量丰富的现象，临床实验测定出孕妇血浆中胎儿游离DNA的含量在妊娠早期和晚期分别是胎儿细胞DNA的970倍和775倍。胎儿有核红细胞数量跟游离DNA浓度没有相关性，尤其在早产孕妇中，血浆中胎儿游离DNA显著升高而胎儿有核红细胞并没有增加。分娩后，胎儿游离DNA于数小时内完全消失，而胎儿有核红细胞可存在于母血中多年。因此，即便胎儿游离DNA来源于进入母体的胎儿有核红细胞，也只可能是很少部分。

胎儿DNA经母-胎界面进入母血：胎儿游离DNA在羊水中的浓度近乎母体血浆中的200倍，推测浓度梯度可能导致DNA分子的直接传输。虽然在脐血浆中可测得母源性DNA，但仅占胎儿血循环总游离DNA的0.9%（0.2%～8.4%），而母血中胎儿游离DNA占母体血循环总游离DNA的14.3%（2.3%～64%），说明游离DNA虽可直接穿越胎盘屏障，但此来源的可能也很少。

胎盘滋养层细胞凋亡后释放游离的胎儿DNA：该说法获得了较多的实验支持。胎盘滋养层是母体与胎儿之间进行物质交换的组织。早期胚胎的滋养层发育很快，孕4周时滋养层间隙即被母血所充盈，滋养层细胞可侵入子宫肌层甚至充当子宫螺旋小动脉的管壁，所以，合体滋养层细胞可直接深入母血中。许多研究表明，整个正常妊娠期都存在着胎盘细胞的凋亡，至妊娠晚期，胎盘细胞的凋亡更加明显，滋养层细胞占凋亡细胞中的多数（＞50%）。有研究者认为，滋养层细胞的不断凋亡对胎盘的正常发育、维持胎盘的组织结构和功能完整性具有重要作用。妊娠最早期的胎盘形成处于相对缺氧的环境，先兆子痫的患者由于胎盘浅着床而导致绒毛滋养细胞缺氧、损伤，进而诱发大量绒毛滋养细胞凋亡。目前已发现患有先兆子痫的孕妇血浆中胎儿游离DNA水平明显超出正常妊娠女性5～10倍，且这种增高与疾病的严重程度相关。在可疑先兆子痫但无临床症状及体征的孕妇体内检测到胎儿游离DNA含量增高，且后期这些孕妇发展为先兆子痫。这些研究均支持胎盘滋养层细胞在正常生理和病理状况下的凋亡和损伤是母血中胎儿游离DNA的重要来源。

3. 胎儿游离DNA的存在形式与特点

由于血浆中胎儿游离DNA主要来源于凋亡的细胞，因此其可能具有细胞凋亡的生化特性，即基因组DNA的片段化。对妊娠期间的DNA进行琼脂糖凝胶电泳、Southern印迹杂交以及定量 PCR 检测，结果显示，与未孕女性相比，妊娠期女性的 DNA 片段长度显著增加，且母体来源的 DNA 比胎儿 DNA 长，胎儿 DNA 绝大部分 < 300 bp，而母体来源的 DNA > 1 kb。

研究证实，胎儿游离 DNA 在妊娠早期就已经存在于母血中，但各个实验室得到的具体时间不同，存在一定的波动。研究发现，在妊娠 1 周左右，就可以从母血中检测到胎儿游离 DNA。胎儿游离 DNA 的浓度会随着妊娠周数的增加而增加。辅助生殖的孕妇在妊娠 37 天时，就检测到了胎儿游离 DNA，9 周时胎儿游离 DNA 的检出率就已经达到 100%。这一数据表明，虽然胎儿游离 DNA 在母血循环中的出现时间和量存在一定的变化，但随着孕周的增加，胎儿游离 DNA 也会呈现明显的上升趋势，尤其是在妊娠晚期，还会急剧增加。

孕妇血浆及血清中胎儿游离 DNA 的清除与否，关系到本次妊娠所进行的各项产前诊断是否受到上次妊娠的影响，即假阳性率问题。尽管胎儿游离 DNA 量在妊娠晚期急剧增加，但分娩后，母血中胎儿游离 DNA 很快就被清除。有实验对 8 名孕有男性胎儿的孕妇连续检测，发现大部分孕妇在产后 2 小时即检测不到胎儿游离 DNA，说明分娩后胎儿游离 DNA 在产妇体内会被快速清除；研究中还表明，血浆中的核酸酶仅对胎儿游离 DNA 的清除起部分作用，而肝、肾和脾脏可能对清除起主要作用。

4. 胎儿遗传物质的提取、检测与临床应用

通常情况下，胎儿游离 DNA 提取的量和实验结果的准确性、可靠性，受到多种因素的共同作用，包括血样的放置时间、抗凝剂的使用、离心速度以及其他相关的操作。

母体外周血中 DNA 总量与胎儿游离 DNA 检出的敏感性有关，母源 DNA 量的增加会降低胎儿游离 DNA 的检出率。为保持游离 DNA 数量的基本稳定，血样采集后应尽快处理。采集后，在 4℃存放条件下，应于 6 小时内处理，此时尚无血细胞死亡释放基因组 DNA，而且血浆中低水平的 DNA 酶活性也不会明显降低胎儿游离 DNA 的水平。在抗凝剂的选择方面，通常选用乙二胺四乙酸（EDTA）。有研究证实，6 小时内处理血样，EDTA 和肝素、柠檬酸钠的效果无明显差别；血样放置超过 6 小时，EDTA 的效果优于肝素和柠檬酸钠等抗凝剂。目前胎儿游离 DNA 一般在 2 次离心之后，取上层血浆用试剂盒来提取，然后应用实时定量 PCR 对其进行定量分析。第一次离心速度一般为 1 600×g 左右，主要目的是将存在于血浆中的细胞沉淀初步分离，同时防止细胞破损导致基因组 DNA 释放到血浆中；第二次离心一般为（13 000 ~ 16 000）×g 的高速离心，进一步将残留血细胞去除。离心速度对胎儿游离 DNA 的提取至关重要，离心速度过快或在提取 DNA 之前血样放置时间过久，都会导致完整的细胞被破坏、溶解，母源 DNA 量增加，造成胎儿游离 DNA 的相对稀释，影响后续实验对其的检测。最近一些实验证实，对于部分无法规避的长时间血样存放的情况（如血样采集点到实验室运输时间过长），可以适当用甲醛处理血样，用以稳定细胞膜，减少母源 DNA 的释放；同时甲醛处理又可抑制血浆 DNA 酶对胎儿游离 DNA 的降解作用，最终提高胎儿游离 DNA 占母血总游离 DNA 的比例。

母体外周血中的胎儿游离 DNA 始终处于一种高母源 DNA 的背景下，最初对母体外周血中胎儿游离 DNA 的应用大多局限于检测胎儿从父亲一方继承来的基因或突变（如 Y 染色体上的 *SRY*、*DYS* 14 基因，Rh 抗原基因等），检测从母亲继承来的胎儿等位基因一度被认为是不可能的。近年来，表观遗传学的发展及孕妇血浆中胎儿游离 mRNA 的发现为打

破这些限制提供了可能。*maspin* 基因在胎盘细胞中处于低甲基化，而在母血细胞中处于高甲基化，这种不同甲基化状态为其作为母体血浆中胎儿游离 DNA 的筛选标志物奠定了基础。同时有研究发现，血浆中低甲基化的 *maspin* 序列中存在胎儿 *SNPs* 基因型，可应用表观遗传等位基因比例法来无创性诊断胎儿染色体异常疾病，如 18- 三体综合征、21- 三体综合征。

以往人们把研究的重点放在母体血浆中的胎儿游离 DNA 上，应用逆转录 PCR 检测到母体血浆中存在胎儿 Y 染色体特异性锌指蛋白（ZFY）mRNA，证实了母体血浆中含有胎儿游离 mRNA。母体血浆中胎儿 RNA 被证实主要来源于胎盘，且母体血浆中胎儿游离 mRNA 在室温下性质稳定、含量丰富，并于产后迅速清除，这为无创性产前诊断提供了另一个很好的研究载体。随着技术的发展，越来越多的新的标志物被发现并用来进行分析诊断，随着大规模临床试验的开展，这些标志物会在未来得到进一步评估。

胎儿游离 DNA 在产前诊断中的应用主要包括以下内容。

（1）胎儿性别鉴定：应用现代分子生物学技术，通过胎儿 DNA 判断胎儿性别已经具备较高的灵敏度。常规 PCR 检测妊娠期 13 ~ 14 周时的胎儿性别，敏感性达 100%；后用实时定量 PCR 检测妊娠期 5 周时的胎儿性别，敏感性也接近 100%。通过性别判定，可进一步排除患性连锁遗传病的风险。

（2）胎儿 Rh 血型检测：Rh 阴性的孕妇若生育 Rh 阳性的胎儿，就有可能导致胎儿出现严重的贫血症状，所以对 Rh 阴性孕妇产前胎儿的 Rh 血型检测非常重要，并且对孕妇的抗 D 免疫球蛋白治疗方案有重要的指导意义。胎儿游离 DNA 很早就被应用于临床胎儿 Rh 血型的检测，目前已是相对成熟的技术。

（3）父系遗传的单基因遗传病筛查：较为常见且研究比较多的此类遗传病有地中海贫血、苯丙酮尿症、肝豆状核变性、葡萄糖 -6- 磷酸脱氢酶缺乏症、软骨发育不全、囊性纤维化等。

（4）胎儿非整倍体染色体病筛查：如 13- 三体综合征、18- 三体综合征、21- 三体综合征。

（5）高危妊娠筛查：如先兆子痫等。孕妇外周血中胎儿游离 DNA 水平变化明显且早于临床症状出现，因此有可能把它作为一个高危妊娠的早期筛查指标。

近期，胎儿游离 DNA/RNA 用于产前诊断的研究进展：相关研究团队以父母基因组为蓝本，利用母体外周血中的胎儿游离 DNA 拼接出胎儿基因组图谱。该技术据称可以在妊娠早期（提前至 9 周）检测胎儿是否患有目前常见的一系列出生缺陷。通过使用父母的遗传信息，科学家们已经成功地构建了一个新的遗传学模型。这项技术通过从母亲的 DNA 样品中提取信息，并将其转录成新的遗传信息，从而帮助医学家们更好地了解胎儿的健康状况。这项技术被认为可以提前发现胎儿的健康问题，并帮助医学家们更好地预防和治疗胎儿的疾病。这项技术的精确性仍然存疑，因为它必须通过大量的实际病例来验证；同时由于使用了复杂的遗传算法与先进仪器，检测费用昂贵，使该研究成果距离目前临床应用还有一定的距离。

第三节　产前诊断的检测与样本

产前诊断是一种综合性的临床检测方法，它结合了多种实验室技术，如胎儿形态学、生物化学、染色体分析、DNA 分析等，以确保准确的检测结果。

一、胎儿形态学检查

胎儿形态学检查指通过使用各种先进的仪器，对胎儿的外观特征进行精确的解剖学检查。

（一）X 线检查

X 线检查是一种重要的医学检测手段，它能够帮助医生更准确地评估 20 周后的胎儿的骨骼发育情况。X 线检查分为 X 线直接诊断和造影两类。X 线直接诊断通过 X 线照射来确定是否存在某些异常，例如无脑儿、脑积水、脊柱裂、短肢侏儒、小头畸形、多 / 少肢畸形等。造影技术分为胎儿体表造影和羊膜腔造影。体表造影需在羊膜腔中灌注脂溶性造影剂，使其能够和胎儿体表胎脂融合，从而清晰地展现出胎儿体表轮廓，主要用于检查胎儿软组织异常，例如脑膨出、颜面畸形、腹壁缺损、骶尾部畸胎瘤、开放性脊柱裂等；羊膜腔造影则需在羊膜腔中灌注水溶性造影剂，一般于妊娠 24 周后进行，以更加精确地反映胎儿的健康状况。当造影剂进入羊膜腔时，可随羊水被胎儿吞咽，在胎儿胃肠道中浓缩显影，以此来检测胎儿是否存在消化系统的异常。例如，若无肠道影像，则可能是十二指肠闭锁；若无胃影像，则可能是食管闭锁。

X 线检查曾经是 20 世纪七八十年代的主流产前诊断方法，它能够准确识别与骨骼疾病密切相关的畸形。然而，由于 X 线照射的安全性问题和胎儿吸入造影剂后产生的风险，这种检测在实际应用中正逐渐被淘汰。此外，随着最新高精度超声技术的普及，在产前诊断中 X 线检查的地位也正逐渐被高清晰度超声技术取代。

（二）超声检查

近年来，超声技术的飞跃式发展，已经大大改善了医学的诊疗方式，从最早的 A、B、M 型超声，到如今的多普勒超声、彩色血液造影、腔内超声、介入超声，超声监测的应用范围更加广泛，且更方便、安全，可在围生期全程监控胎儿在子宫内的生长发育情况，不仅能对胎儿的形态结构进行观察，而且能实时观察到胎儿在宫内的运动、行为及胎儿血流动力学变化特征，三维、四维超声甚至可将胎儿真实地展现于人们面前。超声检查不仅可以用于胎儿生长、器官发育及羊水、胎盘的检测与评估，还可用于诊断病理性妊娠，超声诊断对于那些以多基因或多因子方式遗传且不适合做特异生化及 DNA 分析的解剖学缺陷的筛查是必不可少的。超声检查在产前诊断技术中占有非常重要的地位，已成为产前筛查与产前诊断不可缺少的影像学检查。

胎儿超声筛查有以下 3 个重要的时间窗口期。

1. 第一次超声筛查

一般来说，在妊娠第 10 ~ 14 周进行，此时主要对胎儿的颈部透明层厚度，以及可能存在的严重的先天性畸形（如无脑儿等）进行检查。

2. 第二次超声筛查

妊娠 18 ~ 24 周被认为是发现和诊断胎儿畸形的最佳时机，因此，临床医生会在这一阶段进行一次详细、系统的胎儿畸形检查。

3. 第三次超声筛查

在妊娠 32 ~ 36 周，对胎儿的生长发育情况进行重新评估，并观察那些需要更长时间才能被发现的畸形。

如上所述，超声主要用于妊娠中期的胎儿结构异常的筛查，而妊娠早期的筛查更有价值，因此近来也有人尝试将其用于妊娠早期胎儿畸形的筛查。如在中枢神经系统方面，超声可检查出无脑儿、脑膨出和脑积水等，目前 80% 的颅脑畸形可在妊娠早期检出；在心血管系统方面，40% 的心血管畸形可在妊娠早期检出，较孕中期 69% 的检出率稍低；在妊娠早期，超声即可观察胃肠道、膀胱和肾脏，对肾脏畸形的检出率为 27%，对腹壁缺损等胃肠道疾病的检出率在 35% 左右。

近年来，随着医疗技术的发展，超声检测已经成为一种有效的诊断方法。近几十年来，通过对胎儿结构异常、各结构的比例关系、外形轮廓的变化以及某些特殊征象的细致与系统的研究，积累了大量丰富的临床经验与检测数据，使超声学标记与血清学标记相结合进行胎儿非整倍体染色体病筛查成为临床常规的产前筛查方式，被广泛应用于医疗实践中。

（三）胎儿镜检查

20 世纪 70 年代，胎儿镜的使用开始普及，根据其功能，它可以分为诊断性胎儿镜和手术性胎儿镜。前者可以在妊娠早、中期发现胎儿体表畸形，而后者则可以在妊娠中、后期实施宫内治疗，以改善胎儿的状况。随着技术的进步，胎儿镜在宫内治疗中的应用逐渐增多，成为一种重要的治疗手段。

20 世纪 80 年代初，胎儿镜仍然被广泛使用，它不仅能够进行妊娠早、中期诊断，而且能够发掘超声无法检查的异常情况，并且能够获取胎儿组织进行组织活检，此外，还可用于胎儿宫内输血。然而，随着高分辨率超声检查的出现，超声检查的精度大大增加，在超声连续监测下也可以进行胎儿组织活检和胎血取样，20 世纪 80 年代后期，妊娠中期诊断时胎儿镜的使用量开始显著降低。近年来，纤维镜技术不断改善，出现了更小直径的胚胎镜和胎儿镜，使操作创伤减少，同时高分辨率超声可以在妊娠早期（12 周前）发现胎儿畸形，而某些被发现的畸形在妊娠 12 周前超声比较难以确诊，需要尽早进行超声 – 内镜评估。

胎儿镜是一种带有双套管的光导纤维内镜，又细分为胚胎镜和胎儿镜。前者应用于妊娠 12 周以前，镜子细小；妊娠 12 周以后多用胎儿镜，孕中期胎儿镜的功能已由诊断转向治疗领域。由于结构特殊，使用胎儿镜可能导致较为严重的并发症，包括羊膜腔内出血、胎儿丢失、胎盘剥离、羊水渗漏等，关于胎儿镜的白光是否会引起胎儿视网膜损害尚无定论。

二、生化免疫学检测

（一）羊水检测

妊娠早期，羊水的组成和母体血浆成分相似，羊水清澈、无色、透明；妊娠 16 周后，由于胎儿吞咽、呼吸与排尿功能的建立，羊水的成分也发生了很大的变化；妊娠足月，羊水中可见小片状物（胎脂、上皮细胞或毳毛等有形物质）悬浮于羊水中，偏碱性，含有少量无机盐及有机物质，以及胎儿与羊膜的脱落细胞。

用羊水上清液测定激素、胆红素、肌酐、卵磷脂与鞘磷脂等较难获得胎儿患某种遗传病的证据，但对了解胎儿的肝、肾、肺的成熟度有帮助。羊水甲胎蛋白（AFP）含量测定是诊断胎儿神经管缺陷十分有价值的指标。胎儿患开放性神经管缺陷（NTDs）时，肝脏合成的 AFP 通过脑脊膜渗透到羊膜腔，使羊水中 AFP 含量增高，当羊水中 AFP 含量超过 2.5 MOM（MOM 表示孕妇体内标志物检测值除以相同孕周正常孕妇的中位数值）时，可以检出大多数的开放性 NTDs，同时检测羊水中乙酰胆碱酯酶（AChE）含量并结合高分辨率超声检查，可使检出率提高到 99% 左右。检测羊水游离三碘甲状腺原氨酸（T_3）、甲状腺素（T_4）、促甲状腺激素（TSH）含量有助于诊断胎儿甲状腺功能减退，检测羊水 17α- 羟孕酮含量有助于诊断先天性肾上腺皮质增生症，采用羊水培养分离病原体有助于确定宫内感染。还可以利用羊水细胞测定某些酶的活性高低以及代谢产物、底物的累积情况，以进行先天代谢性遗传病的诊断，但由于基因的表达具有组织与阶段特异性，基因产物的分析最好结合 DNA 诊断进行。

（二）母体血清标志物筛查

母体血清标志物筛查也被称作生化筛查，分为妊娠早期的筛查（14 周前）和妊娠中期的筛查（14 ~ 20 周），前者某些项目尚处于研究阶段，后者已是临床上常规的检查项目。

母体血清标志物常用的包括 AFP、游离雌三醇（uE_3）、人绒毛膜促性腺激素（HCG）以及抑制素 A。母体血清标志物筛查一般在妊娠中期进行，以妊娠 16 ~ 18 周最佳。母体血清标志物浓度通常以 "ng/mL" 为单位，筛查的结果以 MOM 表示。筛查 21- 三体综合征常用 "三联" 筛查（AFP、uE_3 和 HCG），其结果通常是 "一高两低"，即 AFP 和 uE_3 水平降低（一般分别低于 0.6 MOM 和 0.55 MOM），而 HCG 水平增高（一般为 2.0 MOM 以上）。神经管缺陷的胎儿母体血清中 AFP 水平也增高。需要注意的是，母体血清标志物筛查只是一种筛查试验而非诊断，需要结合其他相关检查才能确诊。

三、胎儿遗传物质的检测

（一）细胞遗传学检查

1. 羊水细胞

在羊水中，可以发现两组不同的细胞：一组来源于胎儿，多为胎儿皮肤脱落的鳞状上皮细胞，细胞核小，致密或无核，还有口腔黏膜细胞，部分消化道、泌尿道和生殖道的内胚层细胞，多数为死细胞，仅少数为活细胞；另一组来源于羊膜，胞质染色深，核大而边界清楚。

经过离心处理，羊水细胞被沉淀，随后被添加到支撑其生长的培养液中，经过 5 ~ 7 天的培养，活的羊水细胞便可以贴壁生长，其中可以发现的细胞类型主要有三类：上皮样细胞、成纤维细胞和羊膜细胞。经过 9 ~ 10 天的培养，羊水细胞就可以收获制片，但是对于标本量较少或带有血液的情况，则需要更长的时间。培养完成后，可以对标本进行常规或高分辨率染色体显带，以便确定胎儿染色体的数量和结构是否正常；对于未经培养或者培养未完成的羊水细胞，则可以进行荧光原位杂交（FISH）检测，以确定染色体的数量和结构是否正常。对于培养羊水细胞的染色体分析，美国病理学家协会（CAP）推荐的规范是 15 个细胞来源于 15 个细胞集落，分在两个独立的培养环境；美国医学遗传学与基因组学学会（ACMG）指南指出，若没有 15 个细胞集落，至少分析来源于 10 个细胞集落的 10 ~ 15 个细胞。CAP 与 ACMG 都不提倡在 10 个细胞以下的时候出具染色体分析报告，以确保没有细胞镶嵌的可能性。

2. 绒毛标本

利用 CVS 方法可以收集少量的绒毛标本，绒毛的检查内容与羊水相似。主要区别如下。

因为 CVS 没有提取羊水，所以不能进行羊水的生化分析，例如以羊水 AFP 含量评估 NTDs 患病的风险。

从分子遗传学来看，绒毛的 DNA 甲基化不确定，因此绒毛标本不是检查脆性 X 染色体综合征的可靠手段。

绒毛的染色体核型有时会与胎儿实际的染色体核型不一致，即绒毛产前诊断出现染色体核型异常，而羊水或脐血核型正常，这种现象称为限制性镶嵌型。镶嵌可以分为：①限制性胎盘镶嵌型，胎盘表现为异常的染色体镶嵌型，胎儿核型正常。②限制性胎儿镶嵌型，胎盘的核型正常，胎儿为异常的染色体镶嵌型。③普遍性镶嵌型，胎盘、胎儿均为镶嵌型。近年来研究比较多的是限制性胎盘镶嵌体（CPM）。由于镶嵌型的存在，对胎儿而言，绒毛染色体检查可以出现假阳性或假阴性的结果。

研究表明，胎盘镶嵌在 CVS 的发生率为 1% ~ 2%，相比之下，羊膜腔穿刺胎盘镶嵌多在培养中发现，其发生率为 0.1% ~ 0.3%。此种差别的产生，主要是由于绒毛组织的复杂性，可以由来源不同的多种胚外组织构成，与处于早期发育阶段的胚胎有所差异。和胎儿无关的染色体异常导致局限于胎盘的镶嵌，滋养层细胞和胚胎外的胚层细胞的染色体异常可以表现为非整倍体染色体，但是胎儿可以是整倍体。

绒毛由滋养层细胞组成，分为外层合体滋养细胞和内层细胞滋养细胞。绒毛标本可以直接收获或者培养，直接收获分析 5 个细胞，培养法分析 20 个细胞。与羊水细胞相比，绒毛细胞数目多且相互之间不相连，故一般不形成明显的细胞集落，可导致直接收获法和培养法制备的绒毛标本可能产生不同的细胞遗传学结果。绒毛的培养结果代表绒毛间叶细胞核心内容，并能更大限度地表明胎儿染色体的组成，而直接制片只能反映绒毛的外胚层，与胚胎组织有一定差别，因此标本的直接收获分析一般不作为标准检查方法。与培养法相比，直接收获法得到的标本在染色体显带与形态学方面质量较差，不易发现小的染色体变异。有研究者指出，若通过直接收获法和培养法都诊断为镶嵌型染色体异常，则胎儿为镶嵌型的可能性就比较大，不过仍然建议即使所有绒毛检查结果为镶嵌型，还是要通过羊膜腔穿刺或脐血穿刺检查胎儿染色体核型，同时使用超声检查胎儿是否有胎儿外观畸形。虽然羊水细胞检查结果不能完全排除胎儿真正镶嵌型的可能，但确实减少了胎儿真正镶嵌型存在的概率，CVS 发现的镶嵌型仅 10% ~ 20% 得到羊水细胞检查证实。

胎盘镶嵌一般不会引起胎儿畸形，但可能会出现围产期结局不良，包括胎儿生长受限、胎儿流产、死胎或死产等。在一些胎盘镶嵌型的病例中，有些胚胎或胎儿是单亲二倍体（UPD）。

UPD 是指胚胎的两条染色体均来自父母其中一方，而不是正常的各取一方。UPD 可能是原本先天性三倍体的胚胎丢失了一条额外的染色体而变为"假正常二倍体"，若因这条染色体上有印迹基因或两条染色体含有突变的隐性致病基因导致纯和状态，就可能引起不良的临床后果。理论上 UPD 可以发生于任何一条染色体，但临床常见的 UPD 主要是和染色体 2、6、7、10、11、14、15、16、20 相关，最常见的是 UPD（15），可能与发生风险高及临床症状明显相关。在罕见的情况下，胎盘 15 号染色体镶嵌型会提示胎儿异常；UPD 可能出现在所谓"染色体正常"的胎儿中，他们可能是某些遗传综合征的高危人群。因此，在 CVS 中一旦提示 15- 三体综合征，无论是完全的还是镶嵌型的，一定要注意进一步检查是否为 UPD。

3. 脐血标本

常规植物血凝素（PHA）刺激外周血细胞培养技术用于脐血标本处理时，为了保证培养和分析的是脐血，需在取样时做鉴定。一般分析 20 个分裂中期细胞。脐血染色体核型分析有助于识别羊水细胞染色体中的镶嵌型。

（二）分子遗传学检查

利用限制性内切酶、分子杂交、PCR 以及其他生物学手段，从母体或胎儿中提取出羊水细胞、绒毛、脐血基因组 DNA，并进行产前基因诊断，这种分子遗传学方法被广泛应用。它不仅能够检测出一些常见的单基因遗传病，例如地中海贫血、血友病、假性肥大型肌营养不良和其他类型的病症，还能够检测出三核苷酸重复序列扩增性疾病，例如脆性 X 染色体综合征和亨廷顿病。利用 DNA 扩增和其他先进的分子生物学方法，我们能够从羊水中分离出 DNA 和 RNA，从而准确地识别出宫腔中的感染和病变。

1. 限制性片段长度多态性分析

人群中不同个体基因的核苷酸序列存在差异，称为 DNA 多态性。DNA 顺序上发生变化而增加或丢失某一限制性内切酶位点，使酶切产生的片段长度和数量发生变化称为限制性片段长度多态性（RFLP）。这类基因突变可以通过限制性内切酶酶结合 Southern 印迹将其找出，如镰状细胞贫血症、血友病的基因诊断等。

2. 聚合酶链反应及相关技术

PCR：PCR 是一种快速、高效的分子检测方法，它可以将某些基因或 DNA 片段迅速地从原始的标本中提取出来，并且可以快速地将基因或 DNA 片段的数量扩增为数十万倍甚至数百万倍，从而显著地减少检测的耗费。此外，PCR 还可以与其他技术进行联合诊断，具体如下。

PCR- 等位基因特异性寡核苷酸杂交（PCR-ASO）：PCR-ASO 技术是一种有效的基因表达技术，是最早用来检测点突变的方法，用人工合成的 19 个碱基左右长度的 ASO 探针，在严格的杂交洗脱温度下，可区分一个碱基的差别，用针对正常和突变的 ASO 可准确鉴定个体的基因型。

PCR- 单链构象多态性（PCR-SSCP）：DNA 单链构象多态性是指等长的单链 DNA 因核苷酸序列的差别而产生构象差异，在非变性聚丙烯酰胺凝胶中表现为电泳迁移率的差别。将突变所在区域的 DNA 片段进行 PCR 扩增后电泳，根据单链条带位置的改变判断某个体是否存在突变。

PCR- 产物变性梯度凝胶电泳（PCR-DGGE）：此技术根据 DNA 变性的特征而设计，在含有浓度梯度的变性剂（甲酰胺与尿素）的凝胶中电泳时，DNA 在变性剂某一浓度时会发生变性，双链解开导致泳动减慢，若双链中存在碱基突变，则熔化曲线发生改变，泳动率也发生相应改变，据此对突变进行检测。

3. DNA 序列测定

DNA 序列测定为详细分析基因结构与功能奠定了基础，是目前常用的一种检测基因突变的方法，如检测基因点突变、片段的插入或缺失、三核苷酸重复序列扩增的动态突变等。

4. 生物芯片技术

生物芯片的发展是分子诊断技术的又一重大进步，将许多原本需要经历多个步骤才能完成的分析任务（如样本制备、化学反应和分离检测）转移到芯片上，使得这些步骤变得更加连续、更加精细，从而为快速检测基因组异常序列提供了更加高效、更加规模化的技术支持。

21- 三体综合征是最早发现的染色体异常和最常见的由单个病因引起的智力障碍，也是产前诊断中最常见的疾病。其发病率在新生儿中为 1/800 ~ 1/600。患儿表现为特殊面容、严重的智力障碍，还伴有先天性心脏病等畸形，目前尚缺乏有效的治疗手段。患儿存活时间长，不仅本身的生存质量差，也给家庭与社会造成沉重负担，因此，产前筛查与产前诊断至关重要。

随着技术的进步，基于母体血清学、超声技术及胎盘细胞染色体分析的综合性产前诊断技术已经取得了显著的进展，使得 21- 三体综合征的检出率达到了 90% 甚至更高。

（三）母体血清筛查和遗传学超声

1. 血清筛查标志物

1984 年，首次发现孕有三体综合征胎儿的孕妇血中 AFP 明显低于正常孕妇，之后 HCG、uE$_3$、妊娠相关血浆蛋白 A（PAPP-A）和抑制素 A 等血清标志物被陆续发现可用于 21- 三体综合征的产前筛查。血清标志物筛查结果需通过生物统计学处理，目前大多数产前诊断中心都以风险率 "1：270" 作为分界值来决定筛查结果的 "阳性" 与 "阴性"，若风险率＞1：270，称筛查阳性或高风险，否则为阴性或低风险。

（1）AFP 是大分子蛋白质。妊娠早期，AFP 由卵黄囊和肝脏产生，妊娠后期，AFP 则主要在胎儿肝脏合成。正常妊娠时，AFP 可以通过胎盘屏障进入到母体血液，一般在妊娠 30 周达到高峰。21- 三体综合征胎儿母血中 AFP 平均水平低于正常值，一般为 0.60 MOM 以下。

（2）HCG 是胎盘滋养层细胞分泌的一种糖蛋白，它通过 α 和 β 两个亚基的结合而产生。它能够被母体血液吸收，并且会随着时间的推移而逐渐升高，直到妊娠 8 周左右达到高峰，之后会逐渐下降，直到妊娠 18 ~ 20 周达到平衡。21- 三体综合征胎儿母体血清中的 β-HCG 含量显著超过了正常值，其浓度在 2.0 MOM 以上。

（3）uE$_3$ 属于类固醇激素，是妊娠的高度特异性标志物，胎儿血清中 uE$_3$ 的浓度随孕周增加而增加。母体血清中 uE$_3$ 的水平在妊娠 7 ~ 9 周开始超过非妊娠时水平，然后持续上升，在足月前达到高峰。孕有 21- 三体综合征胎儿的母体血清 uE$_3$ 的水平较正常妊娠者低 29%，羊水中 uE$_3$ 的水平较正常妊娠者低 50%。uE$_3$ 目前主要用于妊娠中期筛查。

（4）PAPP-A 是由胎盘合体滋养细胞和蜕膜产生的大分子糖蛋白。正常母体血中 PAPP-A 的浓度随孕周的增加不断升高直到分娩，而孕有 21- 三体综合征患儿的母体血中 PAPP-A 的浓度较正常却明显降低。PAPP-A 是妊娠早期筛查的敏感指标,妊娠中期,PAPP-A 浓度在健康母体血与孕有 21- 三体综合征患儿的母体血中差别不大,因此很少把它作为妊娠中期的筛查标志物。

(5)随着人们对产前筛查研究的增多,21- 三体综合征新的标志物不断出现。例如,在孕有 21- 三体综合征胎儿时,母体血清中抑制素 A 浓度增高,主要用于妊娠中期的检查;解整合素金属蛋白酶 12(ADAM-12)是胎盘分泌的一种糖蛋白,有报道称,21- 三体综合征胎儿母体血清中 ADAM-12 的浓度在妊娠早期下降,在孕中期时则升高。这些新发现的血清标志物可以在产前筛查中进一步提高 21- 三体综合征的检出率。

2. 遗传学超声

妊娠早期或中期胎儿超声的某些标志物可用于胎儿染色体疾病的产前筛查,这些标志物被称为超声软指标,包括胎儿颈项软组织增厚、双肾盂轻度分离、心室内强回声点、肠管回声增强、股骨肱骨短小、脑室轻度扩张等。在妊娠 10 ~ 11 周检测颈项透明层(NT)和鼻骨(NB),72% 的 21- 三体综合征胎儿可见颈项透明层增厚,73% 有鼻骨缺如。当颈项透明层为 3 mm 时,21- 三体综合征的发生风险增加 3 倍;5 mm 时增加 28 倍;6 mm 时则增加 36 倍。颈项透明层厚度的增加与 21- 三体综合征有密切关系,但这并不是 21- 三体综合征的特异性超声表现,其他多种先天性疾病(如特纳综合征)也可以有这种变化。因此,利用颈项透明层进行超声检查也需要经过生物信息学统计处理,从而算出风险率,通常以 1/300 为分界来区分 21- 三体综合征阴性与阳性。

3. 妊娠中、早期筛查方案

近年来,21- 三体综合征筛查已成为产前筛查的首选项目,其最常用的筛查策略为将孕妇年龄和"三联"筛查相结合,在妊娠 14 ~ 20 周联合进行 HCG、AFP 和 uE$_3$ 的筛查,21- 三体综合征检出率可在 70% 以上。通过引入抑制素 A,将其发展至"四联"筛查后,检测准确度为 80% 左右。

由于超声标志物和血清标志物的早期发现,21- 三体综合征的早期诊断技术已经取得重大突破,并且采用全面的诊断策略,大大增加了 21- 三体综合征的检出率和早期诊断准确性。

4. 筛查时的注意事项

筛查时要特别注意孕周计算的准确性。AFP 水平的升高往往会导致胎龄的误差,使用超声技术来测量胎儿双顶径(BPD)可以更加精确地得出胎龄。因此,对于筛查结果阳性而通过月经周期推算胎龄的病例,必须重新用超声检测,再次确定胎龄,然后在此基础上重新计算患病风险率。另外,母体血清 AFP 水平还受多种因素(包括孕妇体重、孕妇健康状况、多胎妊娠以及不同种族)的影响,筛查时应多方面考虑,并适时建立中国孕妇群在不同年龄组和不同孕周血清标志物浓度中位值的数据库,以提高筛查的准确性。

5. 筛查结果的判断与产前诊断

通过孕早、中期母体血清标志物及遗传学超声筛查,结合孕妇年龄、一般状况、病史、种族,以超声检查核实胎龄,并排除胎儿可能患有的其他畸形,将数据输入相关生物学软件进行统计学处理,得出 21- 三体综合征筛查结果,以确定准确的怀孕时期及胎儿发育状况,并且确定有无出现其他潜在的异常情况。尽管采用上述筛查措施可以确定新生儿疾病的发生率,但仅凭此仍无法确定其真实情况；若筛查结果为阳性，则表示新生儿具有疾病的危险，但其发生的概率极低。因此，在此前提下，建议采取更为严格的诊断措施，如羊水或绒毛细胞培养、染色体核型分析等。根据最新的研究，21-三体综合征之外的其他染色体异常疾病的比例为 35%～50%。目前使用的 FISH 已经成为一种重要的辅助性检测方法，其可以更准确地识别和评估各种潜在的染色体异常，而且这种方法的准确性也远远高于传统的染色体核型分析。包括 DNA 多态性检查、DNA 剂量测定、母体外周血胎儿细胞或胎儿游离 DNA 分析等在内的分子遗传学诊断方法也在少数产前诊断中心试验性开展，以期更好地进行筛查和诊断。此外，为了更好地满足患者的需求，还需要及时提供遗传咨询服务。

第三章 产程监测和评估

第一节 产力监测和相应措施

一、概述

产力是分娩的动因,是促使胎儿及其附属物通过产道完成分娩的力量。产力包括宫缩、腹壁肌及膈肌收缩力和肛提肌收缩力,其中以宫缩为主,而腹壁肌和肛提肌的收缩力则协调宫缩,促进胎儿娩出。

在分娩过程中,宫缩的节律性、对称性及极性或强度、频率有不正常的改变,称宫缩异常,也称产力异常。临床上,宫缩异常分为宫缩乏力和宫缩过强两类,每类又分为协调性宫缩和不协调性宫缩。

二、宫缩乏力

(一)分类

1. 协调性宫缩乏力

当宫缩功能受到影响时,会出现协调性宫缩乏力,也称低张性宫缩乏力。其特征是收缩力较弱,宫内压力较低(< 2 kPa),而且持续时间较短,间隔时间较长(< 2 次 /10 分钟),甚至在宫缩高峰时,用手指按压宫底部肌壁也会出现凹陷的情况。

2. 不协调性宫缩乏力

当正常宫缩的极性消失,甚至极性倒置时,子宫下段收缩力强于底部且持续时间长,会出现不协调性宫缩乏力,也称高张性宫缩乏力。在这种情况下,患者的腹腔内会出现异常,如宫缩的间隔时间短或不规则,疼痛明显,在进行检查时,产妇拒按子宫。由于宫缩极性异常,影响了子宫肌肉的有效收缩及缩复,从而阻碍了宫腔的扩张。

(二)原因

宫缩乏力主要是由头盆不称、胎位不正导致胎儿通过骨盆的阻力增加引起。子宫过度扩张,如双胎、巨大儿及羊水过多等也影响宫缩。初产时孕妇精神过度紧张也可引起宫缩乏力。此外,产妇体质过弱、内分泌失调、电解质不平衡、子宫发育不良都可引起宫缩乏力。不适当地使用镇静剂及镇痛剂有可能使产力减弱甚至消失,这种情况在国外是比较多见的。高龄初产妇、宫颈纤维组织增多或药物、手术引起的宫颈瘢痕组织都会使宫颈难以扩张,最终导致宫缩减弱。宫缩乏力,特别是不协调性宫缩乏力需与假临产相鉴别。

（三）相应措施

1. 改善全身情况

为了帮助产妇克服担忧、害怕的情绪，应提供充满耐心的指引、解释服务，从而避免产妇由于情绪原因而引发宫缩乏力。目前，一种新型的护理方式被临床采用，即导乐助产。这种助产方式可为产妇提供一个温馨的环境，同时还会由专业的医护人员作为导乐师陪伴产妇分娩，从而缓解产妇的焦虑，促进胎儿的顺利娩出。

重视产前、产后护理，鼓励产妇健康饮食，并确保营养和水分的充足摄入。

2. 加强宫缩

当发生宫缩乏力时，首先要寻找原因，特别注意有无头盆不称及胎位异常，除外明显的头盆不称及严重胎位异常后才可考虑加强宫缩。其次应查明宫缩是否协调，对于不协调性宫缩，可予以强镇静剂哌替啶 100 mg 肌内注射，使产妇充分休息；不协调性宫缩转变为协调性后，才能考虑用其他方法加强宫缩强度。

加强宫缩的方法如下。

（1）人工破膜

当产妇处于产程早期，宫口扩张 ≥ 3 cm，无头盆不称，胎头已衔接而宫口扩张延缓或阻滞时，应采取人工破膜，破膜后胎先露下降，直接压迫子宫下段及宫颈内口，反射性加强宫缩，从而加速产程，促进分娩。

（2）缩宫素静脉滴注

缩宫素是一种有效的宫缩剂，必须在排除明显头盆不称或胎位不正时才能使用，一般用于产程延长且协调性宫缩乏力、胎心良好、胎位正常、头盆相称者。

使用方法：首先将 2.5 U 的缩宫素加入生理盐水 500 mL 中，从 1 ～ 2 mU/min 的速率开始，根据宫缩的强弱来调节，调节的间隔在 15 ～ 30 分钟，并且在此期间，要逐渐提高速率，直至达到 20 mU/min。同时，要保证宫缩期间，宫腔内的压力保持在 50 ～ 60 mmHg[①]，宫缩的间隔在 2 ～ 3 分钟，并且要保证宫缩持续 40 ～ 60 秒。

当使用缩宫素治疗时，需要由专业的医疗人员和助手陪同，以仔细观察宫缩、胎心、血压和产程的变化。可以通过三种不同的方式来衡量宫缩的力量：①触摸子宫。②电子胎心监护。③宫腔内导管测量宫缩，并使用 Montevideo 单位（MU）来衡量宫缩的力量。临产时，宫缩强度通常为 80 ～ 120 MU，而活跃期的宫缩强度则为 200 ～ 250 MU，因此，要想让缩宫素发挥最大的作用，就需要将宫缩强度提高为 200 ～ 300 MU。若 10 分钟之内宫缩 > 5 次，且持续 1 分钟以上，或者发生胎儿心率异常，则需要立刻停止使用缩宫素。外源性缩宫素在母体血中的半衰期仅为 1 ～ 6 分钟，因此，停药之后可以很快恢复正常。若血压上升，应减慢输液速度。缩宫素具有抗利尿的效果，会导致水的重吸收增加，从而导致排泄量下降，因此要特别小心水中毒的发生。此外，对于有严重的产道梗阻和伴瘢痕子宫者禁止使用缩宫素。

（3）地西泮静脉推注

通过服用 10 mg 的地西泮，可以有效改善宫颈平滑肌的紧绷状态，并且不影响宫体肌纤

---

① 1mmHg ≈ 0.133kPa。

维收缩，尤其是在宫颈水肿的情况下，将其与缩宫素联合应用，可以获得最优的治疗结果。

3. 剖宫产

经上述处理后，若在试产 2～4 小时仍未见产程明显进展或出现胎儿窘迫症状，应立即采取剖宫产手术以确保母婴安全。

三、宫缩过强

（一）协调性宫缩过强

协调性宫缩过强时，宫缩规则，但强度过大、频率过高，10 分钟内有 5 次或 5 次以上宫缩，宫腔内压 ≥ 60 mmHg。当宫缩过强，产道无阻力，无头盆不称及胎位异常情况时，可使胎儿娩出过速，造成急产。产程在 3 小时内结束者为急产。宫缩过强可致产道损伤，若存在产道梗阻或瘢痕子宫甚至可导致子宫破裂。宫缩过强、过频可影响子宫血流和胎儿血的氧化，导致围产儿患病率及死亡率增加；胎先露遇到的产道阻力大，可造成颅内损伤。

处理方法：针对此类异常剧烈的宫缩，传统的止痛药物往往无法起到良好的控制作用，而且药物的用量可能会影响到胎儿的健康，因此，治疗的关键在于对急产的处理。凡有急产史者应在临产早期住院，临产后提前做好接产准备。在分娩后，应该认真检查子宫内的情况，并密切关注新生儿的健康。

（二）不协调性宫缩过强

1. 强直性宫缩

子宫内口以上部分的子宫肌层处于强烈痉挛性收缩状态，多系分娩发生梗阻、缩宫素应用不当或胎盘早期剥离致血液浸润肌层所引起。临床上表现为宫缩极为强烈，产妇烦躁不安，有持续性腹痛、拒按。胎方位触不清，胎心音听不清。有时可出现病理性缩复环、血尿等先兆子宫破裂征象。当胎膜已破、羊水流尽时，胎儿可于短期内死亡。

处理方法：立即用宫缩抑制剂如 25% 硫酸镁 20 mL 加入 5% 葡萄糖溶液 20 mL 内缓慢静脉推注（不少于 5 分钟）；如因胎儿宫内窘迫需急速解除强直性宫缩，可用氟烷、乙醚等吸入麻醉，也可用亚硝酸异戊酯 0.2 mL 吸入或硝酸甘油 0.6 mg 舌下含化。若在采取以上措施后，还无法缓解异常宫缩，则需要进行剖宫产手术，尤其是梗阻性原因或肌层血液浸润引起者更应立即以剖宫产结束分娩。

2. 子宫痉挛性狭窄环

子宫痉挛性狭窄环指子宫局部肌肉强直性收缩形成的环状狭窄。围绕胎体某一狭窄部，狭窄环可发生于子宫颈或子宫体的任何部分。临床表现为孕妇出现持续性腹痛，烦躁不安，宫口扩张缓慢，胎先露下降停滞，胎心时快时慢，阴道检查时在宫腔内触及较硬而无弹性的狭窄环，此环与病理缩复环不同，其不随宫缩上升。多因产妇精神紧张、过度疲劳、不适当地应用宫缩剂或粗暴的宫腔内操作所致。

处理方法：对于没有发生胎儿窘迫的情况，可使用地西泮和镇痛剂（例如吗啡、哌替啶和硫酸镁）。同时，应避免进行任何宫腔手术，在产妇得到足够的休息之后，观察宫缩情况，可选择进行阴道助产，以便尽快完成分娩。若在进一步治疗后，仍然存在宫颈痉挛、宫口未完全扩张、胎儿窘迫，则需要尽快进行剖宫产手术。若宫颈完好，宫口完整，则需要进行乙醚吸入麻醉，并通过阴道进行分娩。

第二节　胎儿状况的监测及评估

一、产程中胎儿状况的监测及评估意义

在分娩期间，宫缩可以被视为对胎儿的负荷，它可以降低胎盘循环血量，影响母体与胎儿间的血液交换，从而减少胎儿的氧供。健康的胎儿能够耐受这种因血流骤减所造成的宫内一过性缺氧。反之，若胎儿健康状况较差，则较易发生持续性缺氧，甚至窒息。胎儿宫内缺氧的早期发现、正确诊断，是围产医学的重要课题。胎儿监测一直以来是筛查胎儿窘迫的首选检测项目，目前临床上存在着两种极端的现象：一是过多地依赖胎儿监测，导致产妇活动不便，过度焦虑，也使医务人员干预过度；二是一味追求自然分娩，忽略了胎儿状况的监测及评估，导致围产儿不良结局的发生。因此，正确地识别"胎儿在分娩过程中的生理应激反应"或"胎儿窘迫"，精准地评估胎儿宫内储备能力和胎盘功能，适时进行适度的干预，对改善妊娠不良结局、提高产科医疗质量至关重要。

二、监测和评估胎儿健康状况

（一）胎心听诊

胎心听诊是一种古老而有效的胎儿监测技术，它已经被广泛应用了两个世纪，其结果显示，在产程中定期、准确地听取胎心，与胎心持续监护的效果一样可靠。

胎心听诊可以采用多种不同的仪器，包括普通、木质胎心听诊仪以及多普勒胎心听诊仪3种，目前多数情况采用多普勒胎心听诊仪。胎心音通常在胎儿背侧部听诊清晰和响亮，枕先露时，胎心音在孕妇脐部的左下或右下方，枕后位时则偏孕妇腹壁外侧或在胎儿肢体侧；臀先露时，胎心音在孕妇脐部的左或右上方；肩先露时，胎心音在靠近脐部下方听诊最清楚。

产程中胎心听诊应在宫缩间隙时进行，听诊时机可依据宫缩强度和产程阶段而定。一般情况下，第一产程中，潜伏期应每隔 1 ~ 2 小时听胎心一次；活跃期宫缩转频繁时，应每 15 ~ 30 分钟一次，每次时间为 1 分钟。第二产程中，每隔 5 分钟听胎心一次。

正常情况下，胎心率应在 110 ~ 160 次 / 分，如排除药物、感染或产程中操作的影响，观察 10 分钟胎心率持续 > 160 次 / 分为心动过速，胎心率持续 > 180 次 / 分为重度心动过速；胎心率持续 < 110 次 / 分为心动过缓，胎心率持续 < 100 次 / 分为重度心动过缓。

胎心听诊是一种简单、可靠、重复性强的监测胎儿宫内情况的传统方法，它可以帮助医生及早发现胎儿宫内缺氧的情况，但由于其可靠性较差，因此仅适用于产程早期。

（二）胎儿电子监护

近年来，通过使用胎儿电子监护仪，可以连续地观察胎儿的心跳、呼吸、血流等情况，从而更好地预防新生儿窒息、脑瘫等疾病的发生。这种监护方式不仅可以减少新生儿抽搐的发

生，还可以提高剖宫产及阴道助产成功率，因此已经被广泛认可为目前最佳的监护方式。胎儿电子监护对降低新生儿窒息率和脑瘫率没有明显的改善，这与缺乏有效性和一致性的胎心监护判定以及观察者对数据的解读能力、对评价系统及处理方法的认识不同有关。

1. 胎心率基线水平

胎心率基线是指胎儿 10 分钟以上的心跳次数的平均数。正常情况下，胎心率基线水平为 110 ~ 160 次 / 分。若胎儿的心跳次数低于或高于这个数字，就会出现心动过缓或心动过速的情况。

2. 胎心率基线变异

胎心率基线变异指胎心率基线在振幅和频率上的周期性波动。正常变异振幅波动为 6 ~ 25 次 / 分，提示胎儿健康；若变异减少（≤ 5 次 / 分）或消失（≤ 2 次 / 分），提示胎儿可能缺氧，需进一步评估；若过度变异（> 25 次 / 分），提示存在脐带因素，则可能是脐带因素造成的。

3. 周期性胎心率变化

周期性胎心率变化指与宫缩有关的胎心率变化，是衡量宫缩后胎儿健康状况的重要参考指标，可分为三种类型。

（1）无变化

胎心率在宫缩后保持在正常水平，表明胎盘功能良好，并且胎儿具有充足的储备力。

（2）胎心率加速

胎心率加速指胎心率一过性增速，也可伴随着宫缩的出现和消失。表示胎儿有良好的交感神经反应。足月胎儿表现为胎心率增加 15 次 / 分，持续 15 秒；若为小于 32 周的胎儿，则增加 10 次 / 分，持续 10 秒。

（3）胎心率减速

胎心率减速指胎心率周期性的下降。根据与宫缩的关系可分为早期、晚期、变异减速。若 ≥ 50% 的宫缩伴发减速，被认为是重复减速。

早期减速：随着宫缩的增强，胎心随之减弱，直至达到最低点，然后再恢复到基线。通常是由于胎儿头部受到压迫导致的。判断方法为从减速开始到达胎心率最低点所需的时间 ≥ 30 秒，并且胎心率逐渐减少，然后逐渐恢复正常。

晚期减速：减速始于宫缩高峰后，其特点为下降缓慢，恢复亦缓慢，持续时间较长。多提示子宫胎盘功能不良、胎儿缺氧。判断要点为从减速开始到胎心率最低点所需时间 ≥ 30 秒，且胎心率缓慢下降，缓慢回升。

变异减速：指减速的出现与宫缩无关，减速幅度和持续时间长短不一，常呈"V"形和"U"形，但不稳定，下降及回升较迅速。 一般认为是由脐带受压所致。判断要点为从减速开始到胎心率最低点所需时间 < 30 秒，快速下降，快速回升。

4. 宫缩

正常宫缩：观察 30 分钟，每 10 分钟平均宫缩频率 ≤ 5 次。

宫缩过频：观察 30 分钟，每 10 分钟平均宫缩频率 > 5 次。

若出现宫缩过频的情况，应该考虑是否存在与之相关的胎心率变化。这种情况可以是自发性的，也可能是由药物引起的。在临床实践中，应该根据不同的病因采取适当的治疗方案。

5. 产时胎心监护图形

产程中胎心监护图形的判读标准可分为以下三类。

Ⅰ类：①胎心率基线水平为 110 ~ 160 次 / 分。②胎心率基线变异表现为中度变异。③胎心加速存在与否均可。④不存在晚期减速及变异减速。⑤早期减速存在与否均可。

Ⅱ类：包含除去Ⅰ类、Ⅲ类的所有其他类型的胎心率图形，具体包括以下情况。①胎心率为基线水平，心动过缓或心动过速，不伴有基线变异的消失。②胎心率基线变异性，基线变异减少或基线变异消失或显著基线变异，不伴复发性减速。③胎心加速，胎头受刺激没有产生胎心率加速。④周期或间歇性减速，复发性变异减速或晚期减速伴基线中度变异。⑤延长减速＜ 2 分钟。⑥变异减速伴有其他特性，如恢复至基线缓慢，"尖峰形"或"双峰形"。

Ⅲ类：有以下两种情况。①胎心率基线无变异，且伴复发性晚期减速、复发性变异减速、胎儿心动过缓情况之一。②正弦波型。

（三）羊水的评估

1. 羊水量测定

羊水量测定法：测定羊水最大暗区垂直深度（AFV），若 AFV ≥ 8 cm 为羊水量过多，3 ~ 7 cm 为羊水量正常，而≤ 2 cm 表明羊水量过少。

羊水指数（AFI）法：羊水指数法是以脐与腹白线为标记，将子宫分为四个象限，测量各象限垂直羊水池的最大垂直径线，四者之和为羊水指数。诊断标准：羊水指数 0 ~ 5 cm 为羊水过少，≥ 25 cm 为羊水过多。

2. 羊水性状观察

长期以来，"生理性排便"规定，当孕妇患上晚期的羊水胎粪污染，且该病症与其他缺氧症状相关联，就可以作为诊断胎儿窘迫的重要依据，因此，应严密监测羊水的性状。

（四）脐动脉血流测定

大量的临床研究表明，多普勒超声检测脐动脉的血流速度波形，能及时发现胎儿宫内血流动力学改变，这种改变与各种高危妊娠、围产儿预后不良等有密切的关系。脐动脉的血流速度波形指标提供的关于胎儿安危的信息，是其他胎儿监测方法所不能替代的。

1. 常用指标

S/D 值：妊娠晚期脐动脉收缩末期最大血流速度（S）与舒张末期最大血流速度（D）之比。

搏动指数（PI）：PI=（$S–D$）/ 平均血流速度。

阻力指数（RI）：RI=（$S–D$）/S。

2. 妊娠期脐动脉血流变化与参考值

妊娠早期，脐动脉无舒张期血流，随着孕周的增加，三级绒毛逐渐成熟，其中的细小动脉数目逐渐丰富；于妊娠 12 ~ 14 周时，出现舒张期血流；自妊娠 16 周开始，脐动脉血流速度波形在舒张期就回到了基线；随孕周进展，胎盘血流阻力逐渐减小，舒张期脐血流速逐渐增加，S/D 值、PI 和 RI 也随之下降。S/D 值在妊娠 24 周前下降迅速，之后下降速度逐渐缓慢，在 24 周前 S/D 值为 4，妊娠晚期应降至 3 以下。

（五）胎儿生物物理评分

当今，胎儿生物物理评分（BPS）法已经发展出了多种不同的方法，但绝大多数均基于 Manning 5 项评分法和 Vintzileous 6 项评分法。其中 Manning 5 项评分法广泛用于临床，称为胎儿宫内 Apgar 评分法。

Manning 5 项评分法，由胎儿电子监护中的无应激试验（NST）、胎儿呼吸运动（FBM）、胎动（FM）、胎儿张力（FT）、AFV 所构成，并进行综合评分。每项 2 分，满分为 10 分。结果 > 8 分提示胎儿健康；5 ~ 7 分为可疑胎儿窘迫，应于 24 小时内复测或进一步评估，若仍 < 6 分，则终止妊娠；< 4 分，应及时终止妊娠。

（六）产程中胎儿酸碱状态的测定

测量胎儿头皮血 pH 值是一种重要的检测方法，能够有效反映出胎儿体内的酸碱状态，从而帮助医生判断胎儿是否患有酸中毒。至今，它仍然是评估胎儿体内酸碱平衡、气体和物质代谢的金标准。

胎儿头皮血气分析不仅可测定胎儿体内的酸碱度（pH 值），而且还能测定胎儿的二氧化碳分压（PCO_2）、氧分压（PO_2）、氧饱和度及碱储备。pH 值 ≤ 7.20 为酸中毒，pH 值 7.21 ~ 7.24 为可疑酸中毒，pH 值 7.25 ~ 7.35 为正常。结合碱储备及 PCO_2 可以区分呼吸性或代谢性酸中毒，但因头皮血中动静脉血混合的比例不明，PCO_2 和 PO_2 的应用价值有限。

（七）胎儿脉冲血氧测定

胎儿脉冲血氧测定法是一种安全、快速、准确的胎儿血氧饱和度检测方法，它可以在破膜后立即实施，可以有效地监测胎儿体内的酸碱状态，从而更好地保护胎儿的健康。

在妊娠的不同阶段，血氧饱和度的变化情况不同。在第一产程，血氧饱和度通常为 50% ± 10%，而在第二产程，血氧饱和度通常为 49% ± 10%，如低于 30% 则为异常，提示胎儿窘迫、酸中毒。

三、处理技巧

在产程中，为了更准确地识别早期、晚期和变异等不同类型的胎心减速，除了在宫缩间隙时观察胎心外，还应该在宫缩前、宫缩时和宫缩后进行三次连续的胎心听诊，以获得更准确的结果，并初步区别早期、晚期和变异等不同类型的减速。

产时胎心监护图形可分为 Ⅰ、Ⅱ、Ⅲ 类。Ⅰ 类为正常图形，预测胎儿处于正常的酸碱平衡状态，可遵从常规的产科临床操作，不需要特别的处理。Ⅱ 类为不确定图形，对于这类胎心监护图形并无明确统一的共识。对于 Ⅱ 类胎心监护图形，应综合考虑各种情况判定胎儿有无缺氧，可能需要宫内复苏来改善胎儿状况。Ⅲ 类为异常图形，预示着胎儿酸碱平衡状态失衡即胎儿缺氧，对胎儿正在或即将出现窒息、神经系统损伤、胎死宫内有很高的预测价值。因此，一旦出现此类图形，应立即采取相应措施纠正胎儿缺氧，若不奏效，需要立即分娩。产时胎心监护图形可作为一项重要的参考指标，并结合其他生理指标、生长和健康状态，来确定最佳的分娩策略。

妊娠期间，脐动脉血流阻力会因为妊娠期的进展而逐渐降低。脐动脉血流异常与各种高危妊娠、围产儿预后不良等有密切的关系。若脐动脉血流阻力增高，意味着胎盘功能性血管单位减少。在这种情况下，需要根据羊水量和胎儿电子监护情况来决定是否终止妊娠，如合并羊水过少或监护异常，应考虑终止妊娠。

妊娠 28 周之后，出现舒张末期血流缺失或舒张末期血液逆流时，往往提示胎盘血管外周阻力极高，且有严重的胎盘功能障碍，与胎儿生长受限、重度子痫前期以及多种新生儿并发症（呼吸窘迫综合征、坏死性小肠炎、脑损伤等）有关。

若脐动脉血流频谱不断升高或者出现舒张末期血流缺失，就需要特别注意可能伴随着13-三体综合征和18-三体综合征等胎儿畸形的发生。

第三节　产程进展的监测

一、各产程进展的监测

（一）第一产程

第一产程为宫口扩张期，标志着产程的开始，随着规律的宫缩，会出现宫口扩张和胎头下降。根据宫口扩张情况，第一产程包含潜伏期和活跃期。然而，这个阶段也会出现各种异常情况，因此需要仔细监测、严密观察，以确保分娩过程的顺畅。为细致观察产程、做到检查结果及时记录、发现异常及早处理，目前多采用产程图进行观察和记录。第一产程进展的监测包括以下内容。

1. 宫缩

产程中医生必须连续、定时观察并记录宫缩的规律性、持续时间、间歇时间、强度。有效、简单的观察宫缩的方式有以下两种。①助产人员将手掌放于产妇腹壁上，宫缩时宫体部隆起变硬，间歇期松弛变软。②用电子胎儿监护仪描记宫缩曲线，可以看出宫缩强度、频率和每次宫缩的持续时间，是反映宫缩的客观指标。用电子胎儿监护仪有以下两种方法。

外测法：临床最常用，适用于第一产程的任何阶段。外测法是将宫缩压力探头固定在产妇腹壁宫体近宫底部，连续描记20分钟宫缩压力的监测方法。外测法能检测出相对宫缩压力，但不能精确测出真实的宫腔压力值，也无法测出宫腔静止张力，而且容易受产妇体位、肥胖、探头放置等因素的影响。由于其为无创检查，且具备反映宫缩周期、持续时间和压力变化趋势的优点，故仍然作为产前监护以及内测法有禁忌证者的常规检查。产程开始时宫缩持续时间约30秒，宫缩高峰期压力为 25 ~ 30 mmHg，间歇期 5 ~ 6 分钟，宫缩间隙期压力（张力）为 6 ~ 12 mmHg，此时宫缩持续时间短且弱，间歇期长。随产程进展，宫缩强度增加，第一产程末期为 40 ~ 60 mmHg，持续时间渐长，为 50 ~ 60 秒，间歇期缩短为 2 ~ 3 分钟。当宫口近开全时，宫缩持续时间可达 1 分钟或更长，间歇期仅 1 ~ 2 分钟。宫缩静止压力随产程进展亦有轻度上升。若宫缩高峰期压力低于 15 mmHg，间歇期 > 5 分钟，持续时间 < 45 秒，

则为低张型宫缩。对于初产妇而言，这样的宫缩常不足以克服产道阻力，易造成产程延长、停滞，但对子宫胎盘循环干扰小，故对胎儿无明显不良影响。若宫缩失去极性、对称性，则表现为宫缩高峰期压力不稳定、宫缩间歇期变化无常、宫腔静止张力增高，宫缩压力始终＞15 mmHg，则为高张型宫缩，该型常造成产程停滞。若宫缩高峰期压力＞60 mmHg，为宫缩过强；若宫缩间歇期短于 1 分钟或 10 分钟内有 5 次以上宫缩则为宫缩过频。过强、过频的宫缩常对胎儿产生不良影响。

内测法：胎膜已破、宫口扩张 1 cm 及以上时适用。将一根充满液体的导管一端插入宫颈，穿过胎儿的先露部位，进入羊膜腔，另一端与体外的压力传感器相连，利用帕斯卡定律，可以准确测量宫缩压力、宫缩持续时间、间隙时间以及宫腔静止压力。这种方法不受产妇肥胖或体位改变的影响，因此即使在产程后期仍能准确测量宫缩情况。然而，内测法只能在宫口开大、已破膜、胎先露入盆且非前置胎盘的情况下使用。与外测法相比，内测法的结果更准确，但存在易致宫腔内感染和价格高昂等缺点。

2. 宫口扩张

当宫缩渐频并增强时，宫颈管逐渐短缩直至消失，宫口逐渐扩张，是临产后规律宫缩的结果。宫口扩张通常表现出如下规律：潜伏期扩张速度较慢，进入活跃期后加快，当宫口开全时，宫颈边缘消失，子宫下段及阴道形成宽阔的腔道，有利于胎儿通过。若临床观察发现宫口不能如期扩张，可能存在宫缩乏力、胎位异常、头盆不称等原因。

通过肛门或阴道检查，可以确定宫口扩张程度。肛门检查应适时在宫缩时进行，能了解宫颈软硬度与厚薄、宫口扩张程度及胎先露高低。阴道检查适用于肛门检查不清、宫口扩张及胎头下降程度不明时，疑有脐带先露或脐带脱垂、轻度头盆不称且经试产 4 小时产程进展缓慢者，阴道检查应在严密消毒后进行，应注意尽量避免接触肛周和减少手指进出次数。循证医学表明，严格消毒下的阴道检查可取代肛门检查，因此，目前多以阴道检查为主。阴道检查时，产妇取仰卧位，两腿屈曲分开，常规消毒外阴，检查者戴无菌手套，右手食指与中指戴指套，蘸取消毒润滑剂后伸入阴道内，拇指伸直，其余各指屈曲，用食指掌侧探查宫口，摸清其边缘，可估计宫颈管消退情况和宫口扩张情况，宫口近开全时仅能摸到一个窄边，宫口开全时摸不到宫口边缘。未破膜者在胎头前方可触到有弹性的羊膜囊，已破膜者能直接接触到胎头。阴道检查还可了解胎先露部高低，若先露部为头，还能了解矢状缝及囟门位置，以确定胎方位。

宫口扩张情况可以通过产程曲线进行记录和观察。Friedman 产程时限将临产发作至宫口扩张 3 cm 定义为第一产程的潜伏期，潜伏期时宫口扩张速度较慢，约需 8 小时，最长时限为 16 小时；将宫口扩张 3 cm 至宫口开全定义为第一产程的活跃期，平均为 4 小时，最长时限为 8 小时。无论是初产妇还是经产妇，宫口从 4 cm 扩张到 5 cm 可能需要 6 小时以上，从 5 cm 扩张到 6 cm 可能需要 3 小时以上；初产妇和经产妇的产程在宫口扩张 6 cm 以前基本一致，在此之后，经产妇的产程进展明显加快；初产妇第二产程中位持续时间的 95% 置信水平（$P < 0.05$）在应用硬脊膜外阻滞组及未应用硬脊膜外阻滞组分别为 3.6 小时和 2.8 小时，由此可见，即使产程进展比较缓慢，最终仍然可以顺利经阴道分娩。

潜伏期内宫口扩张速度极其缓慢，因此在潜伏期内仅以宫口扩张时限作为判断潜伏期是否异常的指标。根据专家共识，潜伏期延长（初产妇＞20小时，经产妇＞14小时）不作为剖宫产指征；初产妇潜伏期较一般正常平均值延长7～8小时尚未进入宫口扩张活跃期者，提示有潜伏期延长倾向，建议对产妇宫颈的情况加以重视，并采取必要的措施确保安全。活跃期在整个分娩过程中起着至关重要的作用，而大多数难产都发生在这一阶段，因此需要密切观察。根据专家共识，当胎膜破裂、宫口扩张≥6cm时，若宫缩正常，但宫口停止扩张超过4小时，可诊断为活跃期停滞；如果宫缩不佳，宫口停止扩张超过6小时，可诊断为活跃期停滞，这可能预示着需要剖宫产。

宫口扩张异常可能是延迟性的，也可能是阻塞性的，而且可能从一开始就出现。当宫口扩张延迟或受阻，或（和）活跃期胎头下降延迟或受阻时，应进行仔细的阴道检查，注意胎头的比例失调或位置异常。如果宫口扩张在4～5cm时出现延迟或受阻，通常是由胎头在骨盆入口处受阻所致，应注意骨盆入口狭窄或枕前位过高的可能性，以及巨大儿的可能性。如果宫口扩张在7～8cm后延迟或受阻，尤其是伴有胎儿先露下降延迟或受阻时，应注意持续性枕后位和枕横位以及中骨盆狭窄的可能性。根据阴道检查结果，结合胎儿大小、羊水和宫缩情况，应谨慎估计阴道分娩的可能性。

3. 胎头下降

胎头下降的程度是判断阴道分娩可能性的重要观察参数。阴道检查可准确地确定胎儿颅骨最低点的位置，并有助于评估胎方位、胎头塑形程度以及是否存在胎头水肿。坐骨棘平面是确定胎头高度的标志。胎儿颅骨的最低点与坐骨棘平面之间的关系显示了胎头下降的程度。当胎儿颅骨最低点与坐骨棘平面持平时，表示为"0"，即基准高度；当胎儿颅骨最低点高于坐骨棘平面1cm时，表示为"-1"；当胎儿颅骨最低点低于坐骨棘平面1cm时，表示为"+1"，以此类推。潜伏期胎头下降不明显，不宜作为判断产程是否顺利的指标，但若潜伏期胎头迟迟不入盆，应检查有无跨耻征，警惕宫缩乏力及头盆不称；活跃期胎头下降加快，平均每小时下降0.86cm，可作为估计分娩难易的有效指标。

胎先露下降与宫口扩张有相关性。宫口扩张4～5cm时，胎头达坐骨棘水平；宫口扩张4～9cm时胎头下降加速；初产妇胎头下降速度＜10cm/h，经产妇胎头下降速度＜2.0cm/h则为胎头下降延缓；胎头下降1小时以上无进展则为胎头下降阻滞。头先露时第一产程胎儿塑形明显，头皮水肿形成并随产程进展进行性增大是胎方位异常、相对性头盆不称的早期表现，可导致产程异常、继发性宫缩乏力，使母胎并发症增加，密切观察、及时处理并选择合适的分娩时机和分娩方式可减少母胎并发症的发生。

临产后，胎头进入真骨盆，骨盆骨性标志不好识别，使得此时阴道检查往往带有很强的主观性，尤其在有产瘤形成及胎头塑形时，阴道检查对胎方位判断的准确率只有50%，无法满足临床诊断的需求。近年来，大量研究认为，超声对胎头下降程度的测量具有积极意义，研究显示其可重复性良好，与胎头下降相关性良好，并且可以避免阴道检查胎先露主观性较强、准确性较差的问题。

对骨盆进行CT三维重建，可发现未孕女性耻骨联合下缘处的垂线向尾端平行移动3cm，即为坐骨棘的位置。在这个基础上，应用经会阴二维超声对产程中孕妇进行检查，结果发现，当胎头向上时，超声监测到胎头最低点已到达耻骨联合下3cm且胎头下降有进展者经阴道分娩可能性大。此项参数的监测为临床判断胎先露水平是否到达行阴道助产的要求提供了重要信息。经会阴二维及三维超声测量产程进展度数与胎头至会阴的距离，分析两者之间的关系，应用此项参数于第一产程即可预测分娩方式，判断妊娠结局。

4. 胎膜破裂

正常胎膜自然破裂多发生在宫口近开全时。这种情况下，通过观察破膜时间，可以初步判断产程进展情况。胎膜早破往往是异常分娩的先兆，必须查明有无头盆不称或胎位异常。一旦发现胎膜破裂，应立即进行胎心听诊，并观察羊水性状和流出量，有无宫缩，同时记录破膜时间。

5. 产妇状态评估

由于产程延长，许多产妇会感到焦虑、疲惫，严重者可出现脱水，在极端的情况下，可能会导致代谢性酸中毒和电解质紊乱、肠胀气或尿潴留。潜伏期异常的产妇，通常会感到精神萎靡，情绪不安，睡眠质量低下，食欲缺乏，宫缩不协调。因此，应监测产妇的生命体征，必要时给予相应的专科治疗。

（二）第二产程

第二产程是胎儿娩出期，应密切观察产程和胎心变化，正确接产。由于宫口已经开全，故第二产程主要监测宫缩、胎头下降与娩出及指导孕妇屏气。

1. 宫缩

助产士可以将手掌放在产妇的腹壁上观察宫缩，也可以用电子胎儿监护仪持续监测宫缩。进入第二产程后，产妇每次宫缩可持续 1 分钟或更长时间，间歇期为 1~2 分钟，强度适中。此时胎膜多已自然破裂。若宫缩的间隔时间过久，并且收缩的幅度过小，则有可能会导致继发性宫缩乏力。在第二产程，由于宫缩的频率和力度较大，因此必须严格监测产妇是否出现急性缺氧，建议 5~10 分钟进行一次胎心检查，如有可能，最好使用电子胎儿监护仪进一步检查。一旦出现宫缩缓解的情形，则必须及时进行阴道检查，以便及时完成分娩。为了降低预后不良的风险，建议低风险产妇在分娩期间采取每 5 分钟一次的胎动检测，而不是一直进行持久的孕妇电子监测。

2. 胎头下降与娩出

随产程进展，胎头逐渐下降，当胎头降至骨盆出口压迫骨盆底组织时，产妇会有排便感，会不自主地向下屏气，会阴体渐膨隆且变薄，肛门括约肌松弛。宫缩时，胎头露出于阴道口；宫缩间歇期，胎头又缩回阴道内。当胎头双顶径越过骨盆出口时，宫缩间歇期胎头不再回缩。此时会阴极度扩张，产程继续进展，胎头枕骨于耻骨弓下露出，出现仰伸动作，胎儿额、鼻、口、颏部相继娩出。胎头娩出后，接着出现胎头复位及外旋转，随后前肩和后肩也相继娩出。胎体顺利娩出后，羊水随之涌出。相较于初产妇，经产妇的第二产程时间更短，有时仅需几次宫缩即可完成。

第二产程时胎头下降最快。此时胎头下降速度，若初产妇 < 1.0 cm/h，经产妇 < 2.0 cm/h，则称为胎头下降延缓；若胎头下降停滞 > 1 小时，称为胎头下降停滞。宫口开全后胎头下降延缓或停滞，往往导致第二产程延长。美国国立儿童健康与人类发展研究所（NICHD）、美国母胎医学会（SMFM）、美国妇产科医师学会（ACOG）以及我国专家共识推荐的第二产程延长的诊断标准为：①初产妇，第二产程＞3小时（硬脊膜外阻滞者＞4小时），产程无进展（胎头下降、旋转）。②经产妇，第二产程＞2小时（硬脊膜外阻滞者＞3小时），产程无进展（胎头下降、旋转）。

第二产程延长可导致胎儿宫内窘迫，且由于产妇盆底组织长时间受压，有引起泌尿生殖道瘘及子宫或盆腔脏器脱垂的可能。为避免上述症状的发生，在第二产程出现胎头下降延缓或停滞时，应及时进行阴道检查，发现有明显头盆不称者，不宜经阴道分娩；若头盆不称不明显，或为持续性枕后位或持续性枕横位伴继发性宫缩乏力者，可考虑静脉滴注缩宫素，处理后胎头在短期内能下降至"+3"或以下，耻骨联合上扪不到胎头，胎头内旋转已完成或接近完成。若出现了枕后位和枕横位，可先徒手将胎头进行内旋转；若徒手旋转胎头的方法失败或无法实现，则可用胎头吸引器或者使用吉兰产钳帮助旋转胎头完成内旋转，或转至低直后位用产钳助产。使用缩宫素后胎头虽然达到"+3"，但胎头变形及颅骨重叠明显。若耻骨联合上仍可扪及胎头，则"先露低"可能为假象，此时不可轻易决定阴道助产；阴道助产把握不大者仍考虑剖宫产，若胎头在"+3"以上，且出现第二产程延长，可考虑剖宫产终止妊娠。

随着产程的进展，胎方位的判断手段也有所改变。进入第二产程后，受骨盆骨性标志或产瘤形成及胎头塑形的影响，阴道检查仅能达到50%的准确率。因此，当发生无法准确判断胎方位又出现胎头下降延缓或停滞的情况时，可考虑使用超声确定胎方位，为第二产程进展的评估提供重要依据。另外，应用经会阴二维和三维超声对第二产程中产妇进行检查，通过超声监测胎头最低点与耻骨联合的关系，可对临床判断胎先露水平是否到达行阴道助产的要求提供了重要信息，从而帮助临床医生判断胎儿是否已满足采取经阴道分娩的条件，在助产工作中发挥着至关重要的作用。

三维超声计算机辅助产程监测系统使用标准化超声图像切面，可以向临床医生提供准确的胎头下降情况，并且可以实时地对采集的数据进行分析，从而获得更加精确的超声图像和客观的实时数据，为临床医生提供更加精准的产程监测服务。通过超声仪，可以将耻骨作为指示物和线性标记物，以此来监测整个产程进展中的胎方位的变化。这种方法能够帮助临床医生更好地了解胎儿颅骨轮廓位置的变化，以及胎方位、颅中线和胎头下降的情况。在全面的报告中，会记录所有自动测量的数据及测量的时间等。

3. 指导产妇屏气

正确、合理地控制腹部压力，可以使第二产程的时间有效地缩短。可指导产妇宫缩时深吸气并屏住，然后如解大便样向下用力屏气以增加腹压；宫缩间歇时，产妇呼气并使全身肌肉放松。这种方法可以帮助产妇加速产程进展，更快地完成分娩。当出现第二产程延长时，可以于产妇屏气时观察会阴膨隆情况，如果没有明显膨隆，则看见的胎头可能是增大的产瘤，而不是胎儿骨质部分；亦可以于产妇屏气时行阴道检查，观察胎头下降情况。此外，还应给产妇补充能量（以中链脂肪酸为主），以增加产力。

（三）第三产程

第三产程是胎盘娩出期，这一阶段的重点在于正确处理新生儿、观察胎盘剥离征象、协助胎盘娩出。此外，还需要密切关注胎儿的健康状况，仔细检查胎盘的完整性，预防产后出血。

1. 胎盘剥离征象

①宫体变硬，呈球形，因胎盘剥离后降至子宫下段，故下段扩张，宫底升高达脐上。②剥离的胎盘降至子宫下段，阴道口外露的一段脐带自行延长。③阴道少量流血。④接产者用手掌尺侧在产妇耻骨联合上方轻压子宫下段时，宫体上升而外露的脐带不再回缩。

2. 协助胎盘娩出

正确协助胎盘娩出，能够减少产妇产后出血的发生。胎盘尚未完全从母体剥离时，不应用力按揉、下压宫底或牵拉脐带，以免拉断脐带或使胎盘部分剥离而导致出血，严重者可造成子宫内翻。当确认胎盘已完全剥离时，在宫缩时以左手拇指置于子宫前壁，其余4指放在子宫后壁按压，同时右手轻拉脐带，协助胎盘娩出。当胎盘娩出至阴道口时，接产者用双手捧住胎盘，朝一个方向旋转并缓慢向外牵拉，协助胎盘、胎膜完整娩出。若协助娩出时发现胎膜部分断裂，应用血管钳夹住断裂上端的胎膜，再继续向原方向旋转，直至胎膜完全娩出。胎盘、胎膜娩出后，按摩子宫，以刺激其收缩、减少出血，同时注意观察并测量出血量。

3. 检查胎盘、胎膜

将胎盘铺平，检查胎盘母体面胎盘小叶有无缺损；然后将胎盘提起，检查胎膜是否完整，再检查胎盘胎儿面边缘有无血管断裂，以便及时发现副胎盘。若存在副胎盘，且有部分胎盘残留或大部分胎膜残留时，应在无菌操作下徒手入宫腔取出残留组织。若徒手取胎盘困难，则可用大号刮匙清宫。若确认仅有少许胎膜残留，可给予宫缩剂待其自然排出。

4. 检查软产道

胎盘娩出后，接产者需要认真检查产妇的会阴、小阴唇、尿道口、阴道、阴道穹隆和子宫颈是否存在裂伤。若发现裂伤，则需要尽快进行缝合。

5. 预防产后出血

一般而言，出血量 < 300 mL 属于正常分娩出血量。在第三产程时，积极的临床护理可减少产妇产后出血的发生。对所有产妇，在胎儿前肩娩出后常规给予缩宫素 10 U 肌内注射，也可将缩宫素 10 U 加于 0.9% 氯化钠注射液 20 mL 内快速静脉注入。对有 1 个及以上高危因素（有产后出血史、分娩次数 > 5 次、多胎妊娠、羊水过多、巨大儿、滞产等）的产妇，可以额外给予卡贝缩宫素 100 μg 静脉注射。若胎盘未完全剥离而出血多时，应及时行人工剥离胎盘术。90% 胎盘在胎儿娩出后 15 分钟内娩出，若胎盘超过 15 分钟没有娩出，产后出血的风险会增加。若胎儿娩出后 30 ~ 45 分钟，没有胎盘剥离征象，也无阴道出血，此时积极处理第三产程并不能减少产后出血的风险。若第三产程超过 30 分钟，但胎盘仍未娩出且出血不多时，应使产妇排空膀胱后，再轻轻按压其子宫，并静脉注射宫缩剂。若上述操作仍不能使胎盘娩出，应消毒后进行宫腔探查，若为胎盘嵌顿，可以给予硫酸阿托品 0.5 mg 肌内注射或盐酸哌替啶 100 mg 肌内注射后，行手取胎盘；若胎盘娩出后出血较多，可经下腹部直接在宫体肌壁内或肌内注射麦角新碱 0.2 ~ 0.4 mg，并将缩宫素 20 U 加于 5% 葡萄糖液 500 mL 内静脉滴注；若为胎盘完全植入，则不应强行剥离胎盘，应行介入治疗或化疗后再处理。

二、头位分娩评分法

（一）概述

头位分娩占分娩总数的 95%，头位难产占头位分娩总数的 21.4%，占难产总发生率的 66.7% 以上。由凌萝达教授创立的"头位分娩评分法"是将分娩三大因素（产力、产道、胎儿）中的各项指标提取出四项进行评分，综合判断分娩难易度的方法。由于头位分娩评分法只选择骨盆大小、胎儿大小、胎头位置以及产力强弱进行评分，使得这种评分法简便、实用，对医护人员专业要求不高，能迅速被基层工作人员掌握，在国内临床上的接纳度较高，被认为有助于估计头位分娩的难易程度，存在较高的实际意义。头位分娩评分法评分结果提示难产倾向不高者，应积极处理，促使其向顺产转化，或争取由阴道助产分娩；评分结果提示难产倾向高者，经短期试产，若进展不顺利，宜及早行剖宫产结束分娩，以免给母胎带来危害。

（二）评分方法

头位分娩评分法根据分娩三大因素加以评分。骨盆大小、胎儿大小、胎头位置及产力强弱四项评分的累计得分即为总分，以总分的多少估计分娩的难易程度，也就是难产发生的可能性。条件有利于分娩者评分高，不利于分娩者评分低。

1. 骨盆大小评分

骨盆异常是造成难产的重要原因之一，临床可以测量的径线为指标代表骨盆入口及出口平面。骶耻外径 < 16 cm 时应测量对角径，坐骨结节间径 < 7.5 cm 时应测量出口后矢状径。临产后应以胎头当时到达的入口平面或出口平面评分。评分有 6 级，正常评 5 分，以后各径线（包括骶耻外径、对角径、坐骨结节间径等）每递减 0.5 cm 减 1 分。若肛查时发现骶骨末端前翘或疑腰椎骶化，骶骨末端呈钩状并前翘时，必须测量后矢状径及出口面前后径，出口以坐骨结节间径加后矢状径及出口面前后径分别评分。若入口狭窄，则按入口面最狭小的径线评分；若入口与出口均狭窄，则按其中最狭窄的一个面评分。临产后，先露部达到入口面时按入口面情况评分，达到出口面时按出口面评分。必要时，可将肛查及阴道检查所得的骨盆情况作为该阶段评分的参考。目前还可以使用经腹部或经阴道超声测量骨盆入口前后径、中骨盆前后径，作为诊断头盆不称的方法之一。

2. 胎儿大小（体重）评分

胎儿体重评分共分 4 级，从 2 500 g（4 分）开始，体重每增加 500 g，评分增加 1 分。这是由于胎儿的大小很难估计得十分准确，而且胎儿体重的差异在一定范围内时，胎头径线的变化并不明显；若两胎儿体重相差 500 g，则双顶径可相差 0.25 cm，枕额径可相差 0.29 cm。同样体重的胎儿，由于性别不同，胎头径线也可以不相同。一般而言，男性胎儿的胎头径线大于女性胎儿。故在该评分标准中，以 500 g 作为评分增减的划分标准。临床上，一般以宫高、腹围值估算胎儿体重，但准确率较低。目前应用 B 超仪测量胎儿头、胸、腹径或（和）股骨长度，以多元回归方程式计算胎儿的体重，该方法可以避免腹壁厚度、羊水量等因素对测量结果的影响，可提高判断准确性。

3. 胎头位置评分

枕前位是正常的胎位,在分娩过程中俯屈良好,以枕下前囟径(9.5 cm)通过骨盆,最有利于分娩,故将枕前位评为3分。枕横位时,胎头在产程早期既不俯屈也不仰伸,而以枕额径(11.3 cm)通过骨盆,只能评2分。枕后位时,胎头不但不俯屈,有时还略带仰伸,特别是枕后位向后旋转45°以直后位到达盆底时仰伸更为明显,Greenhill称其为"鹅颈",这样通过骨盆的径线较枕额径增加1.8 cm以上,不利于顺利分娩,故只能评为1分。在分娩过程中,枕横位或枕后位自然旋转成为枕前位,则再按枕前位评为3分。持续性枕横位或枕后位经徒手旋转至枕前位自然分娩者,可加至3分;以胎头吸引器或产钳旋转后,需以胎头吸引器及产钳助产者不加分。

面位或高直前位时,如果参与评分的其他三项因素(骨盆大小、胎儿大小及产力强弱)均处于极有利的条件时,胎儿有可能经阴道分娩,但分娩预后较枕后位更差,故评为0分。额位、高直后位或前不均倾位时,即使其他三项条件均较好,经阴道分娩仍然极为困难,几乎无阴道分娩的可能,故一旦确诊,必须以剖宫产结束分娩,因此不予评分。

4. 产力强弱评分

产力在分娩中占很重要的地位,但在构成难产的因素中又不是主要因素。由于目前国内对产力强弱的测定大多凭借观察或检查得到的宫缩程度及其有效程度判定,并将产力强弱分为"强"(3分)、"中"(2分)、"弱"(1分)3类。"中"代表正常产力;"强"指正常协调的强产力,是极有效的宫缩,应与强直性宫缩相鉴别,后者并不利于分娩,不能评为3分。因产力减弱,经静脉滴注缩宫素增强产力后,产妇宫口扩张,胎儿胎头下降,此时产力评分可由1分加至2分。

(三)临床应用

初产妇临产后,可首先从骨盆外测量和胎儿体重估算两方面做出胎儿与骨盆的评分(简称头盆评分),根据头盆评分可以初步得出头盆是否相称的结果。①头盆相称(头盆评分为8分):骨盆正常(5分),胎儿体重正常(3分)。②临界头盆相称(头盆评分为7分):骨盆正常(5分),胎儿体重约3 500 g(2分);或胎儿大小正常(3分),骨盆临界狭窄(4分)。③轻度头盆不称(头盆评分为6分):胎儿体重约3 500 g(2分),骨盆临界狭窄(4分);或胎儿大小正常(3分),骨盆轻度狭窄(3分);或骨盆正常(5分),胎儿巨大(1分)。④中度头盆不称(头盆评分为5分)。⑤重度头盆不称(头盆评分<5分)。分类过细对临床应用不便,故又根据该评分标准,把临界头盆相称及轻度头盆不称(头盆评分为6~7分者)归为轻微不称;中度头盆不称与重度头盆不称(头盆评分为4~5分者)归为严重头盆不称;头盆评分<4分者为绝对头盆不称。

根据临床研究结果表明,评分12分和12分以上的产妇都不需要接受剖宫产手术,10分和10分以下的产妇大多数都需考虑剖宫产手术。评分在10~11分的产妇部分需要接受剖宫产手术,但分娩情况各异,评分为11分的产妇中接受过剖宫产的比例仅为6.1%,评分为10分的产妇中接受过剖宫产的比例为59.5%,二者的剖宫产率几乎相差10倍。根据以上结果可知,评分为10分以上者阴道分娩机会更高,而10分以下者阴道分娩机会则显著降低。这表明，10 分可成为头位难产分娩方式的一个分界线，应当给予足够的关注，评分超过 10 分的产妇可以充分试产，而 10 分及低于 10 分的产妇则应该考虑进行剖宫产。

在妊娠 38 周以后即应进行头盆评分，最晚在临产期开始。根据评分标准，判定头盆关系，若结果为严重头盆不称甚至绝对头盆不称，即应考虑选择剖宫产。评分中，胎儿体重的估算不一定可靠，产力、胎头可塑性等可影响分娩预后的因素亦难以预测，故对骨盆入口狭窄但头盆评分为 5 分的产妇尚可给予短期试产，头盆评分 > 6 分的产妇均应试产。试产中发现产程进展异常（宫口扩张延缓或阻滞）时，应及时做阴道检查，检查骨盆腔内部情况并做内测量，对由外测量所得的骨盆评分再做一次核实与调整，再根据胎方位、宫缩进行一次包括骨盆大小、胎儿大小、胎头位置及产力强弱四项指标的总评分，用总评分预测分娩预后，对产程处理及分娩方式的选择会有较大的帮助。总评分在 10 分以下，需考虑剖宫产；总评分为 10 分，可在严密观察下短期试产；总评分为 10 分以上，可大胆试产，因其经阴道分娩的可能性大。若总评分 10 分以下，但是胎头处于枕横位或枕后位，如果产妇产力良好，胎头能转至枕前位，可以加分，此时产妇自然分娩机会大；尚可给予缩宫素滴注试产一段时间，或能以手或器械转位，仍可争取由阴道助产分娩，但在阴道助产前必须仔细检查出口面各个径线，特别是容易被遗漏的出口面前后径。不能旋转至枕前位而胎头位置较高者，低中位产钳助产可能会有困难，因而只可试做，不能勉强，牵引困难者，仍以选择剖宫产为宜。

凌萝达教授"头盆评分"中骨盆大小测量主要依靠阴道检查，与检查者水平密切相关，存在一定误差。近年来，有研究通过超声进行骨盆入口及中骨盆平面各径线的测量，以提高测量结果的准确性。边旭明教授等提出应用阴道超声测量胎儿头盆指数，诊断相对头盆不称。该方法是在妊娠 28 ~ 35 周时应用阴道超声行骨盆测量，在分娩前 1 周行阴道超声测量胎儿双顶径和头围，计算出头盆指数。具体测量方法为：孕妇排空膀胱后，取膀胱截石位，测量者将探头插入阴道 3 ~ 5 cm，旋转探头以调整扫描角度，在同一平面上清晰显示耻骨和骶骨时，此时显示的结果即为骨盆测量的纵切面。取耻骨联合下缘内侧为前据点，第 4、5 骶椎之间为后据点测量中骨盆前后径。然后将探头旋转 90°，并将手柄下沉至骨盆两侧骨界线清晰、对称显示，此时显示的结果即为骨盆测量的横切面，两坐骨棘尖端之间的距离为中骨盆横径。结果表明，中骨盆前后径与横径的均值与胎儿双顶径之差的径线所得头盆指数准确率最高（77.9%）。

此外，还有学者提出改良的头位分娩评分法，即在凌萝达教授头位分娩评分法的基础上，增加了胎心率、羊水性状、产程进展（包括胎先露下降、宫口扩张等）等指标，并将评分分为基本分和临产后加分。应用改良头位分娩评分法，在产程中根据产妇产程进展情况及胎儿情况，全面地进行量化评分，有利于产程进展的因素可加分；严重超出正常临床范围的，如骨盆重度狭窄、胎儿宫内窘迫、子宫强直性收缩等，不但不加分，还会进行减分，以引起临床医生的高度重视，尽早结束产程。临床医生可根据总分，估计难产发生的可能性，以采取及时、有效的临床措施，避免严重的母婴并发症。改良头位分娩评分法总分为 110 分，总分 < 50 分者基本上以剖宫产结束分娩；而 ≥ 50 分者均可经阴道分娩。若产妇在分娩过程中出现异常情况，采取措施后应再次评分，分值提高显著者（> 10 分）经阴道分娩可能性大；如分值提高不明显（< 5 分），应适当放宽剖宫产指征。

总之，在产程进展中，胎头位置及产力可发生变化，评分也将随之变化。在产程中常需反复评分，以便于对目前产妇的情况做出较全面的综合分析，使临床医生能做出正确的判断及处理，有效降低剖宫产率，保障母胎安全。

三、产程图

（一）概述

产程图是以产程进展时间为横坐标，宫口扩张程度及胎头下降情况（cm）为纵坐标制作的网格矩形图表，同时合并了相应的填写和标注母胎状况及处理措施的文字表格，从而更好地预测孕妇的情况，并对现有产程做出难产风险的评估，以期改善因产程异常导致的围产期不良结局，从而提高分娩的安全性。

（二）产程图表的构成

产程图表由两部分构成，上部是产程曲线图，下部是附属表格。产程图主要描绘和记录产妇产程过程中的每次阴道检查或肛查所得的宫口扩张程度及胎头位置，将其用特殊标记在坐标图上绘出。用红"○"标记宫口扩张程度，用蓝"×"表示胎头下降程度；每次检查后用红线连接红"○"，用蓝线连接蓝"×"，以此绘制出红、蓝两条曲线。临床上有伴行型和交叉型两种产程图，从直观性角度来说，交叉型更为实用。产程图下方的表格记录检查日期和时间、血压、胎心率、宫缩情况、胎方位及产程中重要的发现和处理等。由于产妇的临产时间常常难以确定，故产程图在宫口扩张 3 cm 后即可开始绘制。标注宫口扩张 3 cm 的点后，可绘制警戒线及处理线，以协助判断产程情况。

（三）产程图的发展

1954，Friedman 开创性地利用宫口扩张曲线来描述产程过程，认为这种曲线能够准确地反映产程中的变化，估计产妇的预后，从而有助于评价产程中孕妇的健康状况。他进一步利用这一发现，建立起 S 形分娩曲线的雏形，作为一种有效的评价指标。在 1955 年和 1956 年的研究中，Friedman 应用相似的方法分别回顾性研究了 500 名初产妇和 500 名经产妇的产程数据，发现、提出了更多的产程数据细节，包括现在临床上常见的各期的平均时限、曲线的最大斜率以及经产妇与初产妇的产程区别等。1969 年，Friedman 利用计算机技术，对 10 293 名产妇的产程进行了系统的分析，巩固了其研究成果，这为此后的研究建立了坚实的基础。以上的研究成果逐渐形成了经典产程图及产程分期。

1972 年，Philpott 在 Friedman 的研究基础上提出了一种新的方法，即建立警戒线和处理线，以便更好地识别和控制非洲地区产妇因异常分娩带来的危害，并增添了产程干预措施的文字记录，以增强其应用性。该项研究的初衷是在卫生保健资源匮乏的非洲，针对基层产科工作者制订简单、明确的用于快速发现异常分娩风险的评估系统，从而为非洲地区的医疗机构提供有效的支持。这种方法的核心思想是：根据活跃期宫口扩张速度 ≥ 0.5cm/h 的要求，若产妇在宫口扩张 1 cm 时入院，则预计 9 小时后可达到 10 cm，两点连线形成警戒线，在警戒线右侧相距 4 小时处绘制一平行于警戒线的斜线，即为处理线。随着产科工作不断完善，临床上常以活跃期起点（3 cm 或 4 cm）为起始点，预计 6 ~ 7 小时达到 10 cm，两点连线形成警戒线，处理线绘制方法不变。当产程数据触及或越过警戒线时，其具有提示产程可能异常的重要意义；触及或越过警戒线的意义在于提示临床医生采用干预措施，以减少因产程异常导致的不良结局。Philpott 认为这样的设定一方面可以增加及时发现异常分娩的可能性，使产妇可以及时转诊，另一方面可以避免一些不适当的干预措施，比如尚未达到处理线水平时是可以期待顺产的。关于产程图应用的研究和报道不断增多，比如，较多研究者关于处理线定在警戒线右侧 2 小时、3 小时还是 4 小时的问题做了较多的研究，包括随机对照试验等，最终结论依然以 4 小时为宜。在近 50 多年的产科实践中，产程图被广泛地应用于产妇的产程管理，1994 年被 WHO 推荐为产程管理的工具。

（四）产程图的种类

产程图的种类繁多，除了 WHO 采用的产程图，还有简化的圆形产程图，其主要是针对经典产程图里在首次产程检查点及潜伏期与活跃期过渡点不易正确描记的缺点而设计，但应用不广泛。另外，日本的铃村产程图和石原产程图将宫缩周期、持续时间融合于产程图中，进行综合分析，并分成 5 ~ 6 种图形进行产程干预管理，在第二产程开始时根据胎先露的位置和方位进行评分以预测结局。

第 1 版产程图包括了 8 小时的潜伏期，警戒线的起点在宫口扩张 3 cm，终点在 7 小时后的 10 cm 处，斜率为 1 cm/h；处理线位于警戒线右侧 4 小时处。该版产程图可以同时记录胎先露下降状况、母胎状况和产程干预措施等。

第 2 版产程图发布于 2000 年。相较于第 1 版，第 2 版产程图首先将潜伏期排除在外，并将活跃期起点定在了宫口扩张 4 cm 处。经研究发现，由于在实践中很难观察到潜伏期与活跃期的过渡，若将潜伏期涵盖在产程图内，会因此产生更多的产程干预，故此版对此做出上述调整；考虑到临床上观察到临产时宫口大小的变异很大，特别是经产妇人群，宫口扩张 4 cm 以下完全可能处于未临产状态，故此版将活跃期起点设定在 4 cm 处。

第 3 版产程图在第 1、2 版基础上进一步改进与简化，应用到了颜色分区。警戒线左边标记为绿色，代表正常产程；处理线右侧标记为红色，提示有产程异常的危险；两线之间的区域标记为黄色，提示暂无危险，但需要警惕。胎先露下降情况不再标注在此版产程图上。此版删减了大部分文字记录，因此类信息通常被记录在其他分娩相关表格里。

我国于 20 世纪 70 年代末引入了产程图的概念。1978 年，王淑雯首先介绍了中国妇女产程研究结果。王淑雯研究了足月妊娠初产妇和经产妇各 500 例，得到了中国妇女产程时限的相关数据，并进一步总结出五种产程图形，作为临床顺产和难产的图形鉴别。国内产程图研究伊始，同国外一样，仍然存在很多关键点的争议。比如是否将潜伏期纳入产程图进行分析？活跃期的起点是 2 cm 还是 3 cm？活跃期起点角度是否能预测分娩结局？是否存在减速阶段？关于上述争议，最终达成了一定共识。如从宫口开大 2 cm 或 3 cm 开始绘制产程图，警戒线为从宫口开大 3 cm 4 小时后的宫口扩张 10 cm 的连线，向右平移 4 小时形成处理线，并建议越过警戒线都应该考虑干预，甚至建议把处理线改为异常线，两线之间为治疗处理期等。可以看出，我国的产程图绘制与 WHO 推荐的产程图并不完全相同，特别是警戒线的绘制及应用，与国际常用的产程图差异较大，有可能造成产程中的过度干预。

2008 年，Lavender 等对应用产程图与否对围产期结局的影响进行了系统评价，结果表明，应用产程图对围产期结局并没有改善。因此，WHO 认为，建议改变目前常规使用的产程图或使用某类产程图都是不可取的，并在 2009 年不再推荐将产程图作为产程管理的常规工具应用。

第四章　正常分娩

第一节　分娩动因

分娩是一个复杂的生理活动。尽管目前对于分娩的具体起源仍然存在争议，但它已被公认是由外部和内在的多种因素共同影响的。部分相关学说如下。

一、机械性理论

妊娠早、中期，子宫处于静息状态，对机械性和化学性刺激不敏感。妊娠晚期，宫腔容积增大，子宫壁伸展力及张力增加，宫腔内压力升高，子宫肌壁和蜕膜明显受压，子宫壁的机械感受器受到刺激，尤其是胎先露部压迫子宫下段及宫颈发生扩张的机械作用，通过交感神经传至下丘脑，使神经垂体释放缩宫素，引起宫缩。过度增大的子宫（如双胎妊娠、羊水过多）常导致早产，支持机械性理论。但研究发现，母血中缩宫素值增高却是在分娩发动之后，故机械性理论尚不能很好地解释分娩发动的始发原因。

二、内分泌物控制理论

（一）前列腺素

前列腺素（PG）在分娩过程中扮演着至关重要的角色，它可以引发宫缩，促进宫颈成熟。它的合成机制、步骤以及被激活的过程目前尚不明确。妊娠子宫的蜕膜、羊膜、脐带、血管、胎盘及子宫肌肉都能合成和释放 PG，胎儿下丘脑 – 垂体 – 肾上腺系统也能产生 PG。PG 进入血液循环中会迅速被灭活，故能够引起宫缩的 PG 必定产生于子宫本身。在妊娠晚期临产前，孕妇血浆中的 PG 前身物质花生四烯酸、磷脂酶 A2 均明显增加，在 PG 合成酶的作用下，PG逐渐增多，并作用于子宫平滑肌细胞内丰富的 PG 受体，使子宫收缩，导致分娩发动。

（二）缩宫素及缩宫素受体

缩宫素可以通过改变膜的电位、提高肌细胞内的钙离子水平，促进子宫平滑肌的收缩；还可以通过刺激蜕膜受体来促进前列腺素的合成与释放。足月妊娠特别是临产前子宫缩宫素受体显著增多，可增强子宫对缩宫素的敏感性。由于此时孕妇体内的缩宫素水平没有显著提高，因此无法断定缩宫素就是导致分娩发动的始发原因。

（三）雌激素和孕激素

在妊娠晚期，雌激素会刺激子宫肌层，增强其对缩宫素的敏感性，导致出现规律的宫缩。然而，目前尚不清楚且无足够证据证实雌激素可作为始发因素发动分娩，但有研究表明，雌激素的作用似乎和血清中的 PG 水平升高有一定的联系。孕激素会保护子宫内的环境，使妊娠期子宫维持相对静息状态，抑制宫缩。既往认为，孕激素撤退与分娩发动相关，而近年观察得出，在分娩过程中，产妇体内的孕激素水平并没有出现明显的下降。

（四）内皮素

内皮素（ET）是子宫平滑肌的强诱导剂。ET 通过自分泌和旁分泌形式，在妊娠子宫局部对子宫平滑肌产生明显的收缩作用，还能通过刺激妊娠子宫和胎儿胎盘单位，使其合成和释放的 PG 增多，间接诱发分娩。

（五）胎儿内分泌物

动物实验证实，胎儿下丘脑－垂体－肾上腺轴及胎盘、羊膜和蜕膜的内分泌活动与分娩发动有关。随妊娠进展，胎儿需要的氧气和营养物质不断增加，胎盘供应相对不足，胎儿腺垂体分泌促肾上腺皮质激素（ACTH），刺激肾上腺皮质产生大量皮质醇，皮质醇经胎儿胎盘单位合成雌激素，促使蜕膜内 PG 合成增加，从而激发宫缩。但临床试验发现未足月孕妇注射皮质醇后并不导致早产。

三、神经递质理论

子宫主要受自主神经支配，交感神经能兴奋子宫肌层的 α 肾上腺素受体，促使宫缩。5-羟色胺、缓激肽、前列腺素衍生物以及细胞内的 Na^+、Ca^{2+} 浓度增加，均能增强宫缩。但自主神经在分娩发动中起何作用，至今无法肯定。

综上所述，妊娠晚期的机械性刺激、内分泌变化、神经递质的释放等多种因素使妊娠稳态失衡，促使子宫下段形成和宫颈逐渐软化成熟，子宫下段及成熟宫颈受宫腔内压力作用而被动扩张，继发 PG 及缩宫素释放、子宫肌细胞内 Ca^{2+} 浓度增加、子宫肌细胞间的间隙连接的形成，使子宫由妊娠期的稳定状态转变为分娩时的兴奋状态，子宫肌出现规律收缩，发动分娩。分娩发动是一个多种因素综合作用的结果。最近研究发现，成熟胎儿可通过羊水、羊膜向子宫传递信号发动分娩。

第二节　决定分娩的因素

一、产力

产力是指将胎儿及其附属物由子宫内逼出的力量。产力包括宫缩、腹壁肌及膈肌收缩力（统称腹压）和肛提肌收缩力。这些力量可以帮助胎儿顺利分娩。

（一）宫缩

宫缩是临产后的主要产力，贯穿于分娩的全过程。临产后的正常宫缩能使宫颈管变短直至消失、宫口扩张、胎儿先露部下降、胎儿与胎盘娩出。正常宫缩具有以下特点。

1. 节律性

临产的重要标志为出现节律性宫缩。正常宫缩是不随意、规律的阵发性收缩，且伴有疼痛感。每次收缩由弱到强（进行期），持续一段时间（极期），然后逐渐减弱（退行期），直至宫缩完全消失，进入间歇期，间歇期时子宫肌肉松弛。如此反复直至分娩结束。

随产程的进展，每次宫缩的持续时间逐渐延长，由临产开始时的 30 秒延长至宫口开全后的 60 秒；间歇期逐渐缩短，由临产开始时的 5 ~ 6 分钟缩短至宫口开全后的 1 ~ 2 分钟。宫缩强度也随产程进展逐渐加强，宫缩时的宫腔内压力在临产初期为 25 ~ 30 mmHg，第一产程末增为 40 ~ 60 mmHg，于第二产程末可在 100 ~ 150 mmHg，间歇期宫腔内压力仅为 6 ~ 12 mmHg。宫缩时，子宫肌壁血管及胎盘受到的压力增大，子宫血流量及胎盘绒毛间隙的血流量减少；间歇期子宫肌肉松弛，子宫血流量恢复到原来水平，胎盘绒毛间隙的血流重新充盈，胎儿可得到充足的氧气供应。

2. 对称性和极性

正常宫缩受起搏点控制起自两侧宫角部，左右对称，协调地向宫底中线集中，而后向下扩散，速度为 2 cm/s，在 15 秒内均匀协调地扩散至整个子宫，这种收缩特点被称为宫缩的对称性。宫缩强度以宫底部最强且持续时间最长，向下则逐渐减弱，宫底部收缩力的强度约为子宫下段的 2 倍，这种收缩特点被称为宫缩的极性。

3. 缩复作用

宫体平滑肌与身体其他部位的平滑肌和骨骼肌有所不同。宫缩时，宫体部肌纤维缩短、变宽，间歇期宫体部肌纤维虽又重新松弛，但不能完全恢复到发生宫缩前的长度，随着产程进展，宫体部肌纤维经过反复收缩，变得越来越短，这种现象被称为缩复作用。缩复作用使宫腔容积逐渐缩小，迫使胎先露部逐渐下降，宫颈管逐渐缩短直至消失。

（二）腹壁肌及膈肌收缩力

在分娩过程中，腹壁肌及膈肌收缩力对顺利娩出胎儿非常关键，是第二产程娩出胎儿的重要辅助力量。每当宫缩时，前羊水囊或胎先露部会压迫直肠及盆底组织，引起反射性排便感。此时产妇表现为主动屏气，并向下用力，导致腹壁肌及膈肌强力收缩，使腹压增高，配合宫缩，可促使胎儿娩出。第二产程是合理使用腹压的关键时机，特别是在其末期宫缩时运用最有效；过早使用腹压则会使产妇疲劳和宫颈水肿，导致产程延长。腹壁肌及膈肌收缩力在第三产程中还可协助已剥离的胎盘尽早娩出。

（三）肛提肌收缩力

通过肛提肌的收缩力，胎先露部得以顺利地在骨盆腔内进行内旋转。若胎头枕部下降至耻骨弓下，肛提肌收缩力能协助胎头仰伸及娩出；当胎盘降至阴道内时，肛提肌收缩力则能协助胎盘娩出。

二、产道

产道是指胎儿娩出的通道，分为骨产道、软产道两部分。

（一）骨产道

骨产道，也称真骨盆，是产道的重要组成部分，它的大小、形状对胎儿能否顺利娩出至关重要。为了更好地理解分娩时胎儿通过骨产道的过程，临床上一般将骨盆分为 3 个假想平面，每个平面又由多条径线组成。

1. 骨盆入口平面

骨盆入口平面为骨盆腔上口，其形态呈横椭圆形。骨盆入口前方为耻骨联合上缘，两侧为髂耻缘，后方为骶岬上缘。该平面共有 4 条径线。

入口前后径：即真结合径。耻骨联合上缘中点至骶岬上缘正中间的距离，正常值平均为 11 cm，其与分娩有着密切的关系。

入口横径：左右两髂耻缘间最宽距离，正常值平均为 13 cm。

入口斜径：分为左斜径、右斜径。左斜径为左骶髂关节至右髂耻隆突间的距离；右斜径为右骶髂关节至左髂耻隆突间的距离。正常值平均为 12.75 cm。

2. 中骨盆平面

在人体的骨盆里，中骨盆的尺寸很小，中骨盆平面是骨盆的最小平面，是骨盆腔最狭窄部分，其形态呈前后径长的纵椭圆形。中骨盆平面前为耻骨联合下缘，两侧为坐骨棘，后为骶骨下端。有 2 条径线。

中骨盆前后径：耻骨联合下缘中点通过两侧坐骨棘连线中点至骶骨下端间的距离，正常值平均为 11.5cm。

中骨盆横径：又被称作坐骨棘间径，是指两个坐骨棘之间的直线距离，正常值平均为 10 cm。中骨盆横径和分娩过程也有着紧密的联系。

3. 骨盆出口平面

骨盆出口平面由两个在不同平面的三角形组成。两个三角形共同的底边是坐骨结节间径。前三角平面顶端是耻骨联合下缘，两旁是耻骨降支。后三角平面顶端是骶尾关节，两旁是骶结节韧带。有 4 条径线。

出口前后径：耻骨联合下缘至骶尾关节间的距离，正常值平均为 11.5cm。

出口横径：也称坐骨结节间径，是两坐骨结节内侧缘之间的连线。正常值平均为 9 cm。它的大小和分娩过程有着紧密的联系。

出口前矢状径：指耻骨联合下缘中点到坐骨结节间径中点的距离，其正常值平均为 6 cm。

出口后矢状径：骶尾关节至坐骨结节间径中点间的距离，正常值平均为 8.5 cm。若出口横径稍短，而出口后矢状径较长，且两径之和 > 15 cm 时，正常大小的胎头可通过后三角区经阴道娩出。

4. 骨盆轴

骨盆轴是连接骨盆各平面中点的一条假想曲线。正常的骨盆轴上段向下向后，中段向下，下段向下向前。经阴道分娩时，胎儿沿骨盆轴娩出，助产时也应根据此轴的方向协助胎儿娩出。

5. 骨盆倾斜度

骨盆倾斜度指站立时，骨盆入口平面与地面形成的角度。当妇女站立时，骨盆的倾斜度通常是 60°，若该倾斜度过大，就会影响胎儿的宫内发育正常分娩过程。

（二）软产道

软产道是由子宫下段、宫颈、阴道及骨盆底软组织构成的弯曲通道。

1. 子宫下段的形成

在非妊娠期，子宫峡部的长度在 1 cm 左右，但是在妊娠 12 周后，子宫峡部会开始向外延伸，最终在妊娠晚期形成完整的子宫下段。在临产后，子宫的收缩会导致子宫下段的长度进一步增加，最终可以延伸为 7 ~ 10 cm，而且它的肌壁也会变得更加柔韧。随着时间的推移，子宫上段的肌肉组织会变得更加紧密且厚，而子宫下段的肌肉组织则会变得更薄。这种变化导致子宫上下段之间的内面出现一个明显的隆起，呈环状，即所谓的生理缩复环。

2. 宫颈的变化

宫颈管消失：临产前，宫颈管的长度为 2 ~ 3 cm；临产后，因受到胎先露部和前羊水囊的压迫，以及宫缩的牵拉，宫颈管口会不断扩大，最终会出现漏斗状结构，之后会慢慢变短，最终完全融入子宫下段。大部分初产妇的宫颈管会首先缩短、消失，然后宫口扩张；在经产妇中，宫颈管缩短、消失和宫口扩张同步发生。

宫口扩张：临产前，宫颈外口只能容纳一指尖；临产后，子宫会收缩并向上牵拉宫口，前羊水囊和胎先露的压迫导致宫口迅速扩大，宫口开全时直径可达 10 cm。

3. 骨盆底、阴道及会阴体的变化

前羊水囊和胎先露下降会导致阴道上部出现扩张。在破膜之后，胎先露部进一步下降直接压迫骨盆底，导致整个软产道下段扩张，形成一条向前弯曲的通道。由于阴道黏膜皱襞的展平，阴道的宽度也随之增加。肛提肌肌束分开，向下、向两侧扩展，肌纤维拉长，会阴体也随之变薄，临产后只有 2 ~ 4 mm。在分娩过程中，尽管会阴体可以抵抗部分外界的压力，但若在分娩过程中没有得到妥善的防护，就容易出现裂伤的情况。

三、胎儿

在分娩过程中，胎儿的健康状况不仅取决于产力、产道因素，还与胎儿大小、胎位以及是否存在胎儿畸形等因素密切相关。

（一）胎儿大小

在分娩过程中，胎儿大小和状态会影响到顺利生产。胎儿过大致胎头径线过大，或胎儿过熟使胎头不易变形时，即使骨产道正常，也可出现相对性头盆不称，最终造成难产。胎头主要径线有以下几种。

1. 双顶径

双顶径指两顶骨隆突之间的直线距离，是胎头的最大横径。足月时双顶径的平均水平通常为 9.3 cm。临床上通过使用 B 型超声来检测该数据，以帮助医生确定胎儿的体型。

2. 枕额径

枕额径为鼻根上方到枕骨隆突间的长度。妊娠足月时，枕额径平均值是 11.3 cm。

3. 枕下前囟径

枕下前囟径又称小斜径，是指从前囟中心到枕骨隆突下方的距离。胎头俯屈后经由此径进入并通过产道，在妊娠足月时，其平均长度为 9.5 cm。

4. 枕颏径

枕颏径又称大斜径，是指从颏骨底端中央到后囟门顶部的长度。在妊娠足月时，枕颏径平均值是 13.3 cm。

（二）胎位

当采用纵产式时，胎儿可以较为轻松地通过产道，此时胎体纵轴与骨盆轴一致。头先露时矢状缝、囟门是判断胎位的关键标志。头先露时由于胎头先于其他部位通过产道，胎头变形、周径变小，因此利于胎儿娩出；臀先露由于臀部先于其他部位娩出，胎臀较胎头周径小且软，因此阴道未经充分扩张，胎头娩出时无变形机会，使胎头娩出发生困难；肩先露时，胎体纵轴与骨盆轴垂直，妊娠足月胎儿不能通过产道，对母儿威胁极大。

（三）胎儿畸形

当胎儿出现特定的发育问题，例如脑积水、连体婴儿，致胎头或胎体较大时，常会导致难产的发生。

四、精神心理因素

生产进程中，不仅要考虑到产力、产道、胎儿等各种因素，还要考虑到产妇精神状态和心理因素，以确保产妇能够顺利完成分娩。当产妇处于负面的情绪，如紧张、焦虑、恐惧等时，可能会导致呼吸困难、心跳过速、循环系统受损、神经内分泌紊乱、交感神经过度活跃等症状，从而影响子宫的收缩，增加产程时间，最终引起难产。此外，由于子宫和胎盘的血液供应减弱，也会引起胎儿的缺血和缺氧。

产科医生应在产妇分娩期间给予其充分的支持，包括耐心地安抚、鼓励其进食、告知其保持良好的心态，并向产妇解释分娩是一个正常的生理过程。此外，医生还应该教会她们如何正确放松身体，以减轻焦虑和恐惧。为了让产妇顺利度过整个分娩过程，医院还可以提供家庭式产房，让丈夫或家人陪伴在产妇身边，减轻其心理压力。

第三节　枕先露正常分娩机制

一、定义

胎儿先露部随骨盆各平面的不同形态，被动地进行一系列的适应性转动，以其最小径线通过产道的全过程，称为分娩机制。

在头先露中，枕先露的比例为 95.75% ~ 97.75%。在枕先露中，枕左前位最为多见，故以枕左前位的分娩机制为例说明。胎儿适应骨盆的特点被动地进行衔接、下降、俯屈、内旋转、仰伸、复位、外旋转，以胎头最小径线通过产道，从而完成分娩过程。

二、枕先露正常分娩机制

以枕左前位为例，正常的分娩机制如下。

（一）衔接

该阶段，胎头双顶径进入骨盆入口平面，胎儿颅骨最低点接近或达到坐骨棘水平，称为衔接。胎头进入骨盆入口时呈半俯屈状态，以枕额径（11.3 cm）衔接，由于枕额径大于骨盆入口前后径（11 cm），胎头矢状缝在骨盆入口的右斜径（12.75 cm）上，胎儿枕骨在骨盆左前方。

部分初产妇可在预产期前 1 ~ 2 周发生胎头衔接。若初产妇已临产而胎头仍未衔接，应警惕有无头盆不称。经产妇多于临产后胎头衔接。

（二）下降

下降指胎头沿骨盆轴前进的动作。胎头下降具有间歇性的特点，与其他生理变化相关的运动伴随出现。胎头下降是由多种因素共同作用的结果，包括但不限于：①宫缩时通过羊水传导的压力由胎轴传至胎头。②宫缩时子宫底直接压迫胎臀。③腹肌收缩的压力经子宫传至胎儿。④胎儿的身体会发生变化，从弯曲到伸展，最终导致胎头下降。

由于初产妇的宫口扩张较慢，盆腔软组织较大，使得胎头下降速度比经产妇更加缓慢。在临床实践中，胎头下降情况被视为评估产程进展的关键指标。在这一阶段，胎儿会受到来自骨盆壁的压迫，从而出现俯屈、内旋转、仰伸、复位和外旋转的分娩姿势。

（三）俯屈

胎头衔接进入骨盆入口时，呈半俯屈状态。当胎头以枕额径（11.3 cm）进入骨盆腔后，沿骨盆轴继续下降至骨盆底，处于半俯屈状态的胎头枕部遇肛提肌阻力，借杠杆作用进一步俯屈，使胎儿下颌紧贴胎儿胸部。俯屈时，将胎头衔接时的枕额径变为枕下前囟径（9.5 cm），从而以胎头最小径线适应产道的最大径线，并继续下降。

（四）内旋转

在骨盆纵轴进行胎头的向前旋转，可以让矢状缝和中骨盆、骨盆出口前后径保持在同样的水平，这个运动被称为内旋转。内旋转通常发生在第一产程末。

当胎儿处于枕先露状态，其枕部处于最低点。当处于枕左前位时，由于受到骨盆底的肛提肌的压迫，胎儿枕部被推向阻力较小、空间较宽的前方，向前、向中线旋转 45°，以便让其后囟移动到耻骨弓的下方。

（五）仰伸

胎头到达阴道外口后，宫缩、腹壁肌及膈肌收缩力迫使胎头继续下降，而肛提肌收缩力又将胎头向前推进，各部位肌肉收缩力的共同作用使胎头沿骨盆轴下段向下、向前再转向上，当胎头的枕骨下部到达耻骨联合下缘时，以耻骨弓为支点，胎头逐渐仰伸，胎头的顶、额、鼻、口、颏相继娩出。当胎头仰伸时，胎儿双肩径处在骨盆入口左斜径上。

（六）复位

胎儿娩出时，双肩会沿着骨盆入口左斜径下降。胎头娩出后，枕部会向母体左侧旋转 45°，以确保头部和肩膀处于正常的位置，这一过程被称为复位。

（七）外旋转

当胎头娩出后，前肩会朝着中心方向旋转 45°，以确保双肩径和骨盆出口前后径方向一致。同时，胎头枕部也会向外、向左旋转 45°，以维护胎头与胎肩径的垂直关系。这一过程称为外旋转。

（八）胎肩与胎儿娩出

胎头完成外旋转后，前肩（右肩）在耻骨弓下先娩出，随即后肩（左肩）从会阴前缘顺利娩出。胎头是胎体周径最大的部分，亦是分娩最困难的部分，当胎头及胎肩娩出后，胎体及四肢顺势娩出。

第四节　分娩的临床经过及处理

一、先兆临产

分娩发动前，一些明显的征象可能会提示孕妇即将进入分娩，这些征象被统一地称作先兆临产。

（一）不规则宫缩

临产前 1 ~ 2 周，孕妇的子宫会变得更容易受到刺激，导致出现持续时间短且不恒定、间歇时间长且不规则的收缩，而且这种收缩不逐渐增强，也不使宫颈管消失、宫口扩张和胎先露下降，因此被称作假临产。

（二）胎儿下降感

大多数产妇会在分娩前 2 ~ 3 周出现胎儿下降感，同时食量增加、呼吸轻快。这些变化都与胎先露下降导致的宫底下降有关。由于这种情况会影响到膀胱，通常会出现尿频症状。

（三）见红

在分娩发动前 24 ~ 48 小时，当宫颈内口附近的胎膜与子宫壁分离时，会导致少量的出血，这些血液会和宫颈管内的黏稠分泌物一同流出，这种现象被称作见红，是分娩即将开始的一个比较可靠的征象。当发现有大量的出血时，需要注意可能存在先天性畸形或早产等异常情况。

二、临产诊断

当产妇接近分娩时，通常会出现一系列的症状，主要标志性症状有：有规律的宫缩且逐渐增强，持续 30 秒或以上，间歇 5 ~ 6 分钟，宫颈管消失，伴进行性宫口扩张和胎先露下降。

三、产程分期

分娩的全过程是指从规律性宫缩开始，到胎儿及附属物完全娩出为止的过程，简称总产程。临床一般将其划分为三个产程。

第一产程：又称宫口扩张期。在第一产程中，通常会出现宫口扩张。从规律宫缩开始到宫口开全，对于初产妇而言，需 12 ~ 16 小时；对于经产妇而言，需 6 ~ 8 小时。

第二产程：又称胎儿娩出期。从宫口开全（10 cm）到胎儿娩出为止。初产妇需 1 ~ 2 小时，经产妇需数分钟至 1 小时。

第三产程：又称胎盘娩出期，是妊娠的最后阶段。从胎儿娩出到胎盘胎膜娩出为止，这一阶段需 5 ~ 15 分钟，但不应超过 30 分钟。

四、分娩的临床经过

（一）第一产程的临床经过

1. 规律宫缩

产程开始时，宫缩持续时间较短（约 30 秒），间歇时间较长（5 ~ 6 分钟）。随产程进展，宫缩持续时间逐渐延长（50 ~ 60 秒），间歇时间逐渐缩短（2 ~ 3 分钟），到宫口近开全时，间歇时间仅 1 ~ 2 分钟，持续时间可达 1 分钟或 1 分钟以上。

2. 宫口扩张

随宫缩增强，宫口逐渐扩张，胎先露逐渐下降。宫口扩张的规律是先慢后快，可分为两期。

潜伏期：从规律宫缩到宫口扩张 3 cm，每 2 ~ 3 小时扩张 1 cm，约需 8 小时，超过 16 小时为潜伏期延长。

活跃期：从宫口扩张 3 cm 到宫口开全。此期又分为加速阶段、最大加速阶段和减速阶段。此期扩张速度明显加快，平均约需 4 小时，超过 8 小时为活跃期延长。

宫缩乏力、胎位不正、头盆不称等可导致宫口无法顺利扩张。一旦宫口开全，宫口的边界就会模糊不清，而且会在子宫和阴道之间形成一个较大的空间。

3. 胎先露下降

在宫口语扩张的过程中，也应该注意到胎先露下降的水平。可通过测量坐骨棘的水平来评估胎先露高低。为了更好地监测产程的发展，应该定期检测并记录结果，并尽快采取措施解决异常情况。现代医学通过绘制产程图来帮助专业医生更清楚地了解胎先露下降的整个过程。产程图将临产时长作为横轴，将宫口扩张速度和胎先露下降水平作为纵轴，并将宫口扩张曲线与胎先露曲线分别相连。

4. 胎膜破裂

胎膜破裂简称破膜。当宫缩达到一定程度，使得宫腔内的压力超过正常范围时，就会出现胎膜破裂的现象。破膜多发生在宫口近开全时。

（二）第二产程的临床经过

第二产程宫缩频而强，宫口开全，胎膜已破，胎头降至阴道口，会阴逐渐膨隆、变薄，肛门括约肌松弛。胎头下降压迫直肠时，产妇有排便感，并不自主地向下屏气。在宫缩时胎头露出阴道口，间歇时又缩回，称胎头拨露。经过几次拨露以后，胎头双顶径越过骨盆出口，宫缩间歇时胎头不再回缩，称为胎头着冠。此后，胎头会出现仰伸、复位及外旋转等动作，随之胎肩、胎体娩出，羊水随之涌出，第二产程结束。

（三）第三产程的临床经过

当胎儿顺利娩出后，产妇子宫底平脐，宫缩暂时停止。几分钟后，宫缩会再次恢复。由于胎儿娩出后子宫腔的容积会急剧减少，所以胎盘会和子宫壁相互挤压而剥离，最终被排出。

胎盘剥离的表现包括：①子宫底上升，子宫变硬呈球形。②阴道少量出血。③阴道口外露的脐带自行下降。④用手掌尺侧在产妇耻骨联合上方按压子宫下段时，子宫体上升而外露的脐带不再回缩。

常见胎盘排出方法：①胎儿面娩出式。胎盘从中央开始剥离，后向周围剥离，特点是胎盘先排出，随后见少量阴道流血。该方式多见，出血量较少。②母体面娩出式。在分娩完成后，胎盘边缘先开始剥离，血液沿剥离面流出，特点是大量的阴道出血后胎盘娩出。该方式较为少见。

五、分娩各产程的处理及护理

（一）第一产程的处理及护理

1. 询问健康史

对未做产前检查的产妇，医生必须详细了解其健康史，并将所有信息都完整、详细地汇总在产科记录表中。健康史包括孕产史、既往病史、遗传病史、本次妊娠及临产后的情况。

2. 体检

除需重点了解产妇呼吸、循环系统的功能状况外，还需对产妇进行全面的产科检查。必要时需采取辅助诊断，如超声检查和实验室检查等。

3. 一般处理

沐浴、更衣：在产妇住院期间，若预期分娩需要一段较长的时间，建议进行沐浴、更衣后进入待产室。

待产：在完成上述步骤之后，建议在待产室里对外阴皮肤进行准备，剃去阴毛，并使用适量的温肥皂水和清水洗净。

灌肠：初产妇宫口扩张到 3 ~ 4 cm，或者经产妇宫口扩张到 2 cm 之前，宫缩不强，此时可用温肥皂水灌肠，清理直肠内的大便，使先露部易于下降，并避免污染。如果产妇有阴道出血、胎位异常、剖宫产史、宫缩过强、先兆早产、胎儿窘迫、严重心脏病及妊娠高血压综合征等情况，禁忌灌肠。

其他：胎头已入盆而宫缩不强者，可在室内活动，有助于产程进展；鼓励产妇少量多次进食，以及时补充分娩时大量消耗的能量和水分；对于食少或呕吐、出汗多、尿少及产程进展缓慢者，应适当经静脉补充营养；定时排尿，以免充盈的膀胱影响产程进展；给产妇适当的人文关怀。

4. 观察产程

宫缩情况：通过胎儿电子监护和腹腔镜，能够清楚地看到宫缩的情况，包括持续时间、间歇时间、强度，观察并进行准确的记录。

胎心：临产后，每隔 1 ~ 2 小时在宫缩间歇时听一次胎心音；随产程进展，应每半小时听一次，并记录其速率、强弱、规律性，如果胎心音由强变弱，或心率超过 160 次 / 分，或心率低于 120 次 / 分，均提示胎儿宫内窘迫，应给产妇吸氧，寻找原因后进行处理。此时，建议采取吸氧措施，以便及时发现问题所在。

宫口扩张及胎先露下降情况：见"产程进展的监测"部分。

破膜情况：若发现破膜，应立刻监测胎儿的状态，并记下破膜时间。注意观察羊水的性质、颜色、量以及是否出现脐带脱垂。若发现此时胎头还没有入盆，或是出现了胎位异常，请嘱产妇尽快躺下，抬高床尾，同时维护外阴的卫生。若破膜超过 12 小时尚未分娩，应使用抗生素预防感染。

5. 准备接生

初产妇宫口完全扩张，经产妇宫口扩张大约 4 cm，此时应该将产妇送到产房准备接生。

（二）第二产程的处理及护理

这一阶段的处理和护理对产妇和胎儿的健康状况至关重要。

1. 准备接生

为了保证接生过程的安全，建议产妇采取仰卧姿势，并让两腿屈曲分开。在产妇臀下放一便盆或橡皮垫，先将消毒棉球或纱布球堵于阴道口，以防冲洗液进入阴道，然后用无菌肥皂水棉球擦外阴，再用温开水冲洗干净，冲洗顺序是自上而下、先周围后中间，冲洗后用棉球或纱布擦干，用 0.1% 苯扎溴铵进行消毒，消毒顺序是先中间后周围。消毒完毕，撤去便盆或橡皮垫，将无菌巾放置于臀下。接生医生根据外科手术的规定洗手、戴手套、穿手术衣，佩戴无菌护目镜，站立在产妇右侧，将大单放置于产妇的臀下，覆盖上消毒巾，同时准备好所有的接生用具。

2. 指导产妇正确使用腹压

在宫口开全后，应指导产妇采取适当的措施来控制腹压，这样有助于促进分娩的顺利完成。指导产妇两腿屈曲，双足蹬于床上，两手抓紧床边把手，每等宫缩时深吸一口气，然后缓慢、持久地向下屏气用力；宫缩间歇时全身放松，安静休息，以恢复体力。当胎头将要着冠时，告诉产妇不要用力过猛，以免引起会阴裂伤，可在宫缩间歇时稍向下屏气，使胎头缓慢娩出。

3. 密切注意胎心音

第二产程时，宫缩非常强烈，因此建议每 5 ~ 10 分钟进行一次胎心测量，并使用胎儿电子监护仪来记录胎心率和基线变异情况。若出现任何异常情况，建议立刻进行阴道检查，以便尽早终止妊娠。

4. 接生及保护会阴

保护会阴的原则是协助胎头俯屈，让胎头以最小径线（枕下前囟径）在宫缩间歇时缓慢地通过阴道口，以防会阴裂伤。具体方法是：在产妇会阴部盖上一块消毒巾，接生医生右肘支在床上，右手拇指与其余四指分开，利用手掌大鱼际肌顶住会阴部，每当宫缩时向上内方托压，同时左手应轻轻下压胎头枕部，协助胎头俯屈和下降，宫缩间歇时，保护会阴的手稍放松，以免压迫过久引起会阴水肿。当胎头着冠，枕部在耻骨弓下方露出时，胎头即将娩出，此时易发生会阴裂伤。此时接生医生的右手不可离开会阴，同时嘱产妇在宫缩时不要用力屏气，而要张口哈气，在宫缩间歇时可稍向下屏气；接产医生左手帮助胎头仰伸，并稍加控制，使胎头缓慢娩出。

当胎头缓慢娩出时，助产医生先用左手从胎儿鼻根部和颈前部捋向下颏，挤出口、鼻腔的黏液和羊水，然后协助胎头复位和外旋转，继而左手轻轻下压胎头，使前肩娩出，再上托胎颈，协助后肩娩出。双肩娩出后，才可以将保护会阴的手移开，然后双手扶持胎儿躯干及下肢，使胎儿以侧屈姿势娩出。胎儿娩出后将盆或弯盘放于阴道口下方接流出的血液，以测量出血量。记录胎儿娩出时间。

（三）第三产程的处理及护理

1. 新生儿的处理及护理

清理呼吸道：再次清除新生儿口、鼻腔内的黏液和羊水。若新生儿的啼哭声很洪亮，就说明新生儿的呼吸道功能正常。可按 Apgar 评分法进行评分，这个评估方法基于婴幼儿在出生 1 分钟内的五个重要特征：心率、呼吸、肌张力、喉反射和皮肤颜色（表 4-1）。

表 4-1　新生儿 Apgar 评分法

体征	应得分数		
	0 分	1 分	2 分
心率	0	少于 100 次	100 次及以上
呼吸	0	浅慢且不规则	佳，哭声响
肌张力	松弛	四肢稍屈	四肢屈曲，活动好
喉反射	无反射	有些动作	咳嗽、恶心
皮肤颜色	苍白	身体红，四肢青紫	红润

正常新生儿评分 8 ~ 10 分；得 4 ~ 7 分者表示轻度窒息，需清理呼吸道、人工呼吸、吸氧、用药等抢救措施才能恢复；4 分以下表示缺氧严重，需紧急抢救，行气管内插管并给氧等，经处理后 5 分钟、10 分钟时再次评分，以估计新生儿情况是否好转。

处理脐带：用 75% 乙醇溶液消毒脐根部周围，在距脐轮上 0.5 cm 处用脐带线进行第一道结扎，于第一道结扎线上的 1 cm 处再结扎第二道。结扎时应注意松紧适度，以防脐出血或脐带断裂。于第二道结扎线上 0.5 cm 处剪断脐带，以 2.5% 碘酊或 75% 乙醇溶液消毒脐带残端，用无菌纱布覆盖，并用脐绷带包扎。目前还可应用气门芯、脐带夹、血管钳等工具进行处理，以取代双重结扎脐带法，上述处理方法均可获得脐带脱落快和减少脐带感染的良好效果。在进行脐带处理时，要注意新生儿的保暖，防止因体温过低而出现并发症。

以上处理完毕，经详细的体格检查后，医护人员应该确认新生儿的性别并让产妇知悉。将新生儿足底胎脂清理干净，将新生儿左足印及产妇右手拇指印留于新生儿病历上，系上标明新生儿性别、体重、出生时间、母亲姓名和床号的手腕带，包好包被，由助手送入新生儿室。

注意保暖：擦干新生儿体表的血迹和羊水，注意保暖。

2. 协助胎盘娩出

胎盘剥离征象：①宫体变硬，由球形变为狭长形，宫底升高到达脐上。②阴道少量出血。③阴道口外露的脐带自行下降延长。④接生医生用手掌尺侧缘轻压产妇耻骨联合上方子宫下段时，宫体上升，而外露的脐带不再回缩。

确定胎盘已剥离后，可让产妇稍加腹压，或接生医生左手轻压宫底，右手轻轻牵拉脐带，使胎盘娩出。等胎盘娩出至阴道口时，即用双手托住胎盘向单一方向旋转，同时向外牵拉，直至胎盘、胎膜全部娩出。

3. 检查胎盘、胎膜

将胎盘平铺在产床上，先用纱布擦去母体面血块，检查胎盘小叶有无缺损；然后提起胎盘，检查胎膜是否完整，胎儿面边缘是否有断裂血管。记录胎盘大小、脐带长度和出血量。

4. 检查软产道

胎盘娩出后，用无菌纱布拭净外阴血迹，并认真观察会阴、小阴唇、尿道、阴道以及宫颈是否存在裂伤。若发现了裂伤，应尽快进行缝合。

5. 加强产后观察，预防产后出血

正常分娩导致的出血量通常不足 300 mL。为了确保产妇的产后健康，分娩结束后，应在产房继续对产妇进行 2 小时的监护观察，包括检查子宫的收缩情况、子宫底高度、阴道出血量、会阴及阴道有无血肿、膀胱是否充盈等，测量血压、脉搏。若阴道出血量虽不多，但宫缩不良、子宫底上升，表示宫腔内有积血，应挤压子宫底排出积血，并给予及时的处理。产后 2 小时，将产妇同新生儿送回病室。

第五节　分娩镇痛

一、非药物镇痛

通过采取一些有效的措施，如深呼吸及转移注意力等，可以减轻由宫缩对肌肉的牵拉引起的产痛，有助于缓解产时不适，这些措施被统一称作非药物镇痛，其优势在于简单、安全、高效，而且还可以保护母亲和胎儿的健康。

（一）深呼吸技巧

在第一产程宫口开全以前，通过深呼吸可以减轻身心压力，缓解宫缩带来的不适。深呼吸的方式包括以下三种类型。

1. 慢吸慢呼式腹式呼吸

在宫缩发生的早期阶段或晚期阶段，通常采取慢吸慢呼式腹式呼吸，即从鼻孔缓慢地朝内吸气，并使得腹部的肌肉保持紧绷状态，然后减慢吸气的速度，使子宫得到更多的自由度，从而减轻宫缩所造成的疼痛感。接着屏气，并尽可能延长屏气时间，然后使嘴收缩如壶嘴状，缓慢向外吐气。避免张口呼吸，以防止口唇干燥。

2. 快吸快呼式胸式呼吸

当宫缩达到顶峰时，应该进行快吸快呼式胸式呼吸，如同轻微呻吟时的呼吸。

3. 喘气和吹气式呼吸

当第一产程活跃期接近宫口开全时，由于胎头的挤压，许多产妇会无意识地向下屏气，但因宫口尚未开全，此时屏气不但增加产妇体力消耗，还可造成宫颈水肿，进而延迟产程。为了避免这种情况，建议产妇在想用力屏气时张口喘气，做向外吹气的动作，以抑制向下用力。建议产妇选择一个较为舒适的体位，如跪姿，同时注意不要选择不利于产程进展的姿势，产妇取卧位时应避免长时间的仰卧位。当进行深呼吸动作时，要注意保持全身放松状态。要使产妇清楚地认识到宫缩的性质，以及宫缩的间隔和持续时间，并了解正常产程的时限，告知产妇产程进展情况，增强产妇自然分娩的信心，以便更好地帮助产妇顺利完成分娩。

（二）注意力转移

保持环境安静和舒适，播放音乐、提供娱乐节目及组织观看健康教育节目等，都是有效缓解分娩疼痛的途径。

（三）热水浴镇痛法

1. 镇痛原理

水的浮力作用能够减轻产妇关节及肌肉的负担；热水能够让产妇感觉更舒适、放松，并且能够缓解分娩时的疼痛；热水淋浴可起到按摩的作用，增加机体内源性镇痛物质的产生，也能够促进肌肉的活动。

2. 水浴时间

若产妇在家，则妊娠进入活跃期之前都可进行热水浴。但若胎膜已破，则不能水浴。在医院时，即使进入了活跃期也可行热水浴。

3. 注意事项

为了保证安全，建议产妇热水浴时的水温保持适当，以比体温稍高为宜；热水浴时需要有家人陪伴；建议在热水浴期间多喝水。

（四）音乐镇痛法

音乐镇痛法指通过使用令人轻松愉悦的音乐进行镇痛，应注意选择产妇喜欢的歌曲。

二、药物镇痛

药物镇痛的优势在于其疗效迅速，但需要在医生和麻醉师的指导下使用。

（一）给予镇静药物

常用芬太尼、舒芬太尼以及瑞芬太尼等，是强阿片类镇痛药。其药理作用与吗啡类似，半衰期短，主要适用于无痛分娩，常和低浓度局麻药（如罗哌卡因）联合应用于硬膜外阻滞麻醉镇痛。

（二）吸入氧化亚氮

应用专门的氧化亚氮瓶以及配套的吸入装置，并遵循麻醉师的指示，确保产妇的安全。吸入时产妇应保持清醒。

（三）给予麻醉药物

通过行椎管穿刺，注入麻醉药物，如芬太尼，并配合使用产妇自控持续镇痛装置。此时产妇保持清醒。由于硬膜外麻醉操作可能导致低血压，因此需要密切观察血压情况。

第五章 异常分娩

第一节 产力异常

一、概述

产力系指将胎儿及其附属物从子宫内逼出的力量，包括宫缩、腹壁肌及膈肌收缩力（简称腹压）和肛提肌收缩力。正常宫缩具有节律性、对称性和极性、缩复作用的特点。产力异常主要是宫缩异常，包括宫缩失去节律性、对称性、极性倒置或宫缩强度、频率有改变。另外，运用腹压异常也属产力异常。产力异常是导致难产的重要因素之一。

二、诊断

（一）宫缩异常的分类

根据子宫的收缩程度、宫腔内的压力水平以及协调性，将宫缩异常分为以下几种（图5-1）。

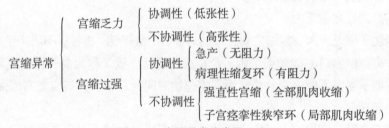

图 5-1　宫缩异常分类图

（二）宫缩乏力

1. 病因

精神因素：由于害怕分娩时的剧烈疼痛，以及担心胎儿的预后，使得产妇恐慌、心理负担过重、精神紧张或情绪不佳等，干扰了中枢神经系统的正常功能，导致宫缩乏力。

内分泌因素：部分产妇由于肥胖，临产后体内雌激素、缩宫素、前列腺素分泌不足，孕激素含量下降速度缓慢，子宫对乙酰胆碱敏感性降低，引起内分泌失调性宫缩乏力。

电解质异常：由于长期的待产、疲劳和饮食不良，可能会导致血液中的电解质和酸碱平衡失调，从而降低子宫肌肉的收缩能力。

产道和胎儿因素：骨盆大小及形态异常，胎儿过大或胎位异常，形成头盆不称时，胎先露下降受阻，临产后胎先露不能紧贴子宫下段和宫颈内口，影响内源性缩宫素的释放及反射性宫缩，致使原本正常的宫缩逐渐减弱，出现继发性宫缩乏力。

子宫因素：子宫发育不良和畸形也可导致宫缩乏力，例如双角子宫、纵隔子宫和子宫肌纤维发育不良等。此外，多胎妊娠、巨大胎儿以及宫内感染也会导致子宫肌纤维变性，从而阻碍子宫的正常收缩。子宫肌瘤使胎先露下降受阻时，也可诱使宫缩乏力。

药物因素：产程早期使用过量镇静剂或镇痛剂，如哌替啶、硫酸镁、地西泮和巴比妥等，可直接使宫缩受到抑制；此外，宫缩剂的剂量选择不合理，也会导致出现不协调性宫缩乏力。

其他因素：除上述原因，第一产程后期过早使用腹压向下屏气，也可致宫缩减弱；妊娠期的尿潴留情况也会对分娩结果造成重大的影响。

2. 临床表现

（1）协调性宫缩乏力

协调性宫缩乏力时，宫缩具有正常的节律性、对称性及极性，但收缩强度弱，宫腔内压 < 15 mmHg，宫缩持续时间短、间隔时间长，又称低张性宫缩乏力。根据发生时期又可分为原发性和继发性宫缩乏力两种。

原发性宫缩乏力：原发性宫缩乏力是从产程一开始就出现宫缩乏力，但需与假临产鉴别。常见于骨盆入口平面头盆不称或胎位不正，胎先露无法衔接，不能紧贴子宫下段及宫颈内口，致使不能反射性引起强有力的宫缩，也见于子宫发育不良、子宫过度膨胀（如双胎、羊水过多）等。临床常表现为潜伏期延长或活跃早期宫口扩张延缓或停滞。

继发性宫缩乏力：常出现在产程较晚的时期。产程开始时，宫缩正常，产程进展正常，而当产程进展到一定阶段，如在活跃期或第二产程时，宫缩逐渐转弱，收缩频率转慢，胎头下降延缓或阻滞，往往提示中骨盆 – 骨盆出口头盆不称。常见于漏斗型骨盆狭窄、胎头位置异常（如持续性枕横位或枕后位）等。

（2）不协调性宫缩乏力

不协调性宫缩乏力时，宫缩失去正常的对称性、节律性、极性，不能产生向下的合力，尽管宫内压升高，但宫口不能如期扩张，产程进展缓慢，故又称为高张性宫缩乏力。临床表现为宫缩间歇期子宫壁不能完全放松，而宫缩持续时间也不长。产妇自觉宫缩强，极度烦躁。

（3）产程异常

当宫缩乏力时，产程图上可能出现的异常情况可以归纳为以下 7 种类型。

潜伏期延长：从临产开始至宫口扩张 3 cm 为潜伏期，通常情况下，初产妇需要 8 小时，但若超过了 16 小时，宫口仍然没有扩张到 3 cm，就可以认定为潜伏期延长。

活跃期延长：指活跃期超过 8 小时，宫口仍未开全。

活跃期停滞：在活跃期，宫口扩张停止超过 4 小时称活跃期停滞。

第二产程延长：指第二产程初产妇超过 2 小时，经产妇超过 1 小时，胎儿尚未娩出。

胎头下降延缓：在宫口扩张减速期和第二产程中，胎头的下降速度会变慢，初产妇低于 1 cm/h，经产妇低于 2 cm/h。

胎头下降停滞：指宫口扩张减速期，胎头下降停滞 1 小时以上。

滞产：若总产程超过 24 小时，称为滞产。

这 7 种产程异常可能会独立出现，也可能会合并存在。

3. 对母儿的危害

（1）宫缩乏力对母体的影响

宫缩乏力使得产程变得更加漫长，这会使产妇的身心都受到极大的压力，导致饮食减少，体力消耗大，容易出现酸中毒、肠胀气、尿潴留等症状。产程延长若伴胎膜破裂时间较长，并多次接受肛门和阴道检查，还容易发生细菌上行感染。由于胎位不正和盆腔狭小，胎先露下降受阻，增加了生产的难度，甚至会使子宫下段极度拉长，出现病理缩复环，同时还会有明显的疼痛感。此外，由于盆底组织受到持续的挤压，尤其是耻骨联合和胎先露中间的膀胱受压，会造成膀胱组织的缺氧和坏死，从而发生泌尿生殖道瘘。由于宫缩乏力，还可造成产后出血以及产后感染。

（2）宫缩乏力对胎儿的影响

由于宫缩乏力会导致胎头在产道中持续受到较大的压力，从而可引起胎头水肿（也称为产瘤），甚至会造成骨膜下血管破裂，从而导致胎头出现血肿。此外，随着产程的进展，若胎膜破裂过久、羊水流尽，致使胎儿紧贴子宫壁受压，可影响胎儿 – 胎盘血液循环，可能引起胎儿窘迫。若胎儿宫内感染，就有可能导致严重的后果，如引发新生儿败血症、新生儿肺炎等严重并发症。此外，胎儿宫内缺氧也会导致脑部损伤，如颅内出血等，对日后的智力发育产生负面影响。

宫缩乏力致产程延长者，除剖宫产率增加外，阴道助产率也相应增加，这样会使得新生儿出现产伤的风险更高。

（三）宫缩过强

虽然宫缩过强的情况并不常见，但我们仍然不能忽视它的存在。

1. 协调性宫缩过强

宫缩规律，但是强度过大、频率过高，每隔 1 ~ 2 分钟就会出现一次宫缩，宫腔压力通常 ≥ 60 mmHg。

2. 不协调性宫缩过强

（1）强直性宫缩

强直性宫缩指子宫颈内口以上的子宫肌肉处于强烈痉挛性收缩状态，可能由分娩过程中的梗阻、缩宫素的不当使用、过度刺激或胎盘早剥导致。临床表现为宫缩非常强烈，伴有持续性的腹痛，宫缩间隔时间可能很短或完全没有。当子宫剧烈收缩，导致下段明显变长，形成病理性缩复环时，就有可能发生子宫破裂，从而引发严重的急性胎儿窘迫。

（2）子宫痉挛性狭窄环

当子宫局部肌肉强直性收缩时可形成环状狭窄，其特征性表现为宫腔壁变得紧绷，环口狭小，环口紧贴宫腔壁，环口狭小的程度与宫腔的大小有关，腹部检查时不易扪清此环，阴道检查时可在子宫腔内面扪及较硬而无弹性的环状狭窄。目前还没有确切的证据表明其具体的成因，这种情况可能是由于妊娠期心理压力大、身体过度疲劳、早期破膜、不恰当应用宫缩剂或粗暴的宫腔内操作造成的。

三、治疗措施

（一）宫缩乏力

根据产程不同阶段予以相应处理。

1. 第一产程

潜伏期延长：为了避免潜伏期延长，首先需要确定导致宫缩乏力的原因。需要详细检测并评价骨盆及胎儿大小，了解有无头盆不称及胎位异常。其次应查明宫缩是否协调。若无头盆不称或明显的胎位异常，对于不协调性宫缩乏力，可肌内注射哌替啶 100 mg，一般经过 2 ~ 4 小时的休息，产妇就能够恢复正常的宫缩。在这个阶段，肌内注射哌替啶也会帮助判断是否存在假临产，若宫缩变得越来越轻微，甚至消失，就说明存在假临产，需要进一步的监测。若出现了显著的头盆不称，应立即进行剖宫产，而无须进行试产。

活跃期停滞：应行阴道检查。若发现严重的胎位异常，例如高直位、前不均倾位、额位、面位、颏后位等，建议尽快采取剖宫产。若没有出现明显的头盆不称或严重的胎位异常，建议采取人工破膜促进宫缩。通过人工破膜，宫腔内的胎盘会被挤压，可刺激宫颈旁神经丛，反射性地促使内源性缩宫素及前列腺素释放而加强宫缩。为了避免羊水流出过速致脐带脱垂，最佳的破膜时机是两次宫缩间歇期。人工破膜后，医生需要持续观察 1 ~ 2 次宫缩，若发生脐带脱垂，应立即就地行剖宫产术以抢救胎儿，同时应密切关注羊水量及其形态、胎心变化情况。

若在进行了人工破膜之后，宫缩还是没有达到预期效果，则需要使用缩宫素静脉滴注来增强宫缩。通常将缩宫素 2.5 U 加入生理盐水 500 mL 内混匀，从 4 ~ 5 滴 / 分开始，以后根据宫缩情况调节滴速，直至保持宫缩呈中等强度（宫腔内压 6.67 ~ 8.0 kPa），持续 40 ~ 50 秒，间隔 2 ~ 3 分钟，滴注速度应该控制在 60 滴 / 分以内，在滴注缩宫素的整个过程中，应该由专业的护士进行监护或胎心电子监护仪连续监护。

以下情况禁用缩宫素：①出现明显的头盆不称以及胎位异常。②子宫过度膨胀而胎膜未破者，如双胎、羊水过多、巨大儿。③产妇严重心肺功能不全。④曾做过子宫手术，如剖宫产术或子宫肌瘤剔除术，子宫上有较大瘢痕者。⑤胎儿发生宫内窒息。

通过使用人工破膜技术或使用缩宫素，在没有出现胎位不正或胎儿较大致继发性宫缩乏力、骨盆大小异常的情况下，产程均能正常进展，胎儿可以顺利经阴道分娩。

当宫口扩张到 7 ~ 8 cm，若胎方位持续为枕横位或枕后位，甚至徒手旋转胎头仍不能将其转至枕前位，产程无进展者，就应该考虑剖宫产终止妊娠。

2. 第二产程

仅出现宫缩乏力，造成第二产程延长，而无中骨盆或骨盆出口狭窄或胎位异常者，应视胎头位置高低区别对待。

若胎头高位在 +3 或以上，可用产钳或胎头吸引器助产。

若胎头高位在 +2 以上、未达 +3，第二产程未达 2 小时者，可静脉滴注缩宫素加强宫缩，并指导产妇正确使用腹压，争取经阴道分娩。

若胎头高位在 +2 或以下，颅骨重叠明显，考虑有相对头盆不称存在，估计短期内难以经阴道分娩者，应尽早剖宫产终止妊娠。

第二产程若已达到 1 小时，仍未见胎头拨露，应行阴道检查，及早了解有无头盆不称、胎先露高低及有无产瘤。若有头盆不称，胎头位置尚高，有产瘤形成，应立即剖宫产，否则应加强宫缩，促进胎头下降。

3. 第三产程

由于宫缩乏力容易导致产后出血，因此，在分娩过程中，要特别关注并预防产后出血。当胎儿前肩娩出阴道口时，就要立刻给予缩宫素 10 U 静脉推注，同时将缩宫素 20 ～ 30 U 加入 5% 葡萄糖液 500 mL 内静脉滴注，这样能够有效地增强子宫的收缩，从而使胎盘自然娩出，预防产后出血。

（二）宫缩过强

1. 协调性宫缩过强

当宫缩过强，而产道阻力较小时，可能会导致急产。初产妇可能因为宫颈、阴道和会阴无法充分扩张而发生严重的软产道撕裂，产后也可能因为子宫肌肉无法良好收缩而出血。如果接产准备不及时，消毒不彻底，可能会引起产褥感染。宫缩过强和过于频繁会影响子宫和胎盘的血液流动，导致胎儿在子宫内缺氧甚至死亡。胎儿过快地娩出还可能导致新生儿颅内出血。

若因严重头盆不称、胎先露或胎位异常子宫出现梗阻性难产并致宫缩过强时，则导致子宫下段过度拉长、变薄，出现先兆子宫破裂甚至子宫破裂，故应立即采取紧急抑制宫缩的措施，尽快行剖宫产术，否则将发生子宫破裂，从而给母亲和孩子带来更大的伤害，甚至危及母儿生命。

2. 不协调性宫缩过强

强直性宫缩：在发现强直性宫缩时，应立即给予强镇静剂哌替啶 100 mg 肌内注射，或使用宫缩抑制剂如利托君、沙丁胺醇等。如果胎儿娩出受阻，应立即进行剖宫产手术。

子宫痉挛性狭窄环：由于子宫痉挛性狭窄环的存在，可阻碍胎体下降，使产程停滞，造成胎先露不下降，以及胎儿宫内窘迫。虽然对胎儿极为不利，但是因狭窄环的位置不随宫缩而上升，故一般不会引起子宫下段过度伸展而造成子宫破裂。处理时，除可用强镇静剂外，还可选用 25% 硫酸镁 20 mL 加入 5% 葡萄糖液 20mL 内缓慢静脉推注，同时应停止一切宫腔操作。经充分休息后，缩窄环多可自行放松，若缩窄环仍不放松并出现胎儿窘迫征象，则应及时剖宫产终止妊娠。

第二节　产道异常

一、概述

在产程中，产道起着至关重要的作用，它包含骨产道（骨盆腔）和软产道（子宫下段、宫颈部、阴道等）。异常的骨骼结构可能会引发严重的后果，如胎位异常或头盆不称。骨骼疾病通常会导致骨骼结构的改变，例如骨盆形态的变异、不对称或骨盆腔不同程度的狭窄。若患有严重的骨骼疾病，妊娠期应明确骨盆异常的类型。其中临界性骨盆狭窄在产前检查中不易被发现，若产力正常，胎儿小，可以经阴道分娩，若胎儿大小正常或较大或伴胎位异常，即使产力正常，也可导致难产，这是临床中导致难产的常见原因，若处理不当，对母儿的危害均较大，故更应引起重视。

二、骨产道异常

1. 骨盆狭窄

按照骨盆狭窄的位置，可做出如下分类。

（1）骨盆入口平面狭窄

按入口前后径（真结合径）及骶耻内径（对角径）将入口平面狭窄分为三级：Ⅰ级为临界性狭窄，骶耻内径 11.5 cm（入口前后径 10.0 cm）；Ⅱ级为相对性狭窄，骶耻内径 10.0 ~ 11.0 cm（入口前后径 8.5 ~ 9.5 cm）；Ⅲ级为绝对性狭窄，骶耻内径 ≤ 9.5 cm（入口前后径 ≤ 8.0 cm）。骶耻内径的检查方法是检查者一手的示、中指伸入阴道，用中指尖触到骶岬上缘中点，示指上缘紧贴耻骨联合下缘；另一手示指正确标记此接触点，抽出阴道内的手指，测量中指尖至此接触点的距离即为骶耻内径，正常为 12.5 ~ 13.0 cm，如不能触及骶岬，说明此径多大于 12.5 cm。骶耻内径减去 1.5 ~ 2.0 cm 即为骨盆入口前后径。

（2）中骨盆平面狭窄

按坐骨棘间径、中骨盆后矢状径及中骨盆前后径的长度可将中骨盆平面狭窄分为三级：Ⅰ级为临界性狭窄，坐骨棘间径 10.0 cm，坐骨棘间径 + 中骨盆后矢状径 13.5 cm；Ⅱ级为相对性狭窄，坐骨棘间径 8.5 ~ 9.5 cm，坐骨棘间径 + 中骨盆后矢状径 12.0 ~ 13.0 cm；Ⅲ级为绝对性狭窄，坐骨棘间径 ≤ 8.0 cm，坐骨棘间径 + 中骨盆后矢状径 ≤ 11.5 cm。坐骨棘间径及中骨盆后矢状径（从坐骨棘间径的中点至第四、五骶椎关节面）均需 X 线摄片测量；坐骨棘间径 + 中骨盆后矢状径正常值为 10.5+5.0 =15.5 cm。从耻骨联合下缘至第四、五骶椎关节的距离为中骨盆前后径。中骨盆前后径可经阴道内测量获得，测量方法与测量骶耻内径相似，仅定点不同。先确定骶尾关节，然后内诊指尖循此关节向上，超过一节（约向上 1 cm）即到达测量的后据点，其平均值为 11.5 cm。

（3）骨盆出口平面狭窄

骨盆出口的径线中以坐骨结节间径与骨盆出口后矢状径最重要。如坐骨结节间径较短，但骨盆出口后矢状径尚有足够的长度，说明骨盆后部较宽，胎儿仍有娩出的可能。此外，骨盆出口前后径也应参考，它是耻骨联合下缘至骶尾关节间的距离，正常值约为 11.5 cm。

此外，按照骨盆狭窄的程度，可将其分为三级：①Ⅰ级为临界性狭窄，即径线处于正常与异常值之交界，也即临界值，此类病例绝大多数可自然分娩。②Ⅱ级为相对性狭窄，又可进一步分为轻、中及重度三种。这一级需经过试产才能决定是否可以经阴道分娩，但重度者经阴道分娩可能性极小。③Ⅲ级为绝对性狭窄，无阴道分娩可能，必须以剖宫产结束分娩。目前，临床骨盆内外测量仍然是衡量骨盆是否狭窄的主要方法。

2. 骨软化病骨盆

成年人由于营养不良，导致骨基质矿化障碍，正常骨骼处于持续性新生状态，钙、磷在体液中不能达到正常的浓度，骨质被变软的类骨组织所代替。骶骨因受身体躯干的压力而突向盆腔；髋臼受下肢压迫而向内突，致耻骨弓变窄，耻骨联合向前突出，骨盆入口呈三角形，出口变窄，骨盆腔则呈不规则的缩窄。有该类骨盆者生产时多需做剖宫产术。随着人民生活的提高，此类骨盆目前已罕见。

3. 偏斜骨盆

偏斜骨盆是指骨盆一侧向内倾斜，使骨盆两侧不对称。发生的原因可能如下：①腰椎侧弯，使一侧骨盆壁向盆腔突出。②髋关节疾病，使体重由健侧下肢承担，以致将骨盆壁推向内、上及后方。③下肢病变，如发生于幼年时，患侧下肢明显缩短，健侧下肢承受体重，继而发生健侧骨盆向内推移。临床上应注意询问有无自幼跛行的病史，检查时应注意脊柱有无侧弯，下肢有无缩短，髋、膝、踝关节有无强直，阴道检查时注意骨盆壁一侧是否有内聚。

4. 驼背骨盆

脊柱某一段后突，使其下段有代偿性前突。若驼背发生于胸段，对骨盆影响不大；若发生于腰段，则骨盆变异明显，骶骨后移，使骨盆入口真结合径延长，入口平面变圆或呈纵椭圆形，但坐骨棘间径及坐骨结节间径短缩，形成一上大下小的漏斗状骨盆；若脊柱后突位于腰骶部，盆腔的变形程度更为严重，妊娠后期往往可形成显著的悬垂腹。

5. 骨盆骨折

骨盆骨折多发生于外伤，如车祸或跌伤之后。严重骨折可能造成骨盆畸形及重度骨痂形成，妨碍分娩进程。骨盆骨折治疗后的骨盆摄片很重要，可为今后能否经阴道分娩提供依据。如已妊娠，必须做内诊检查明确骨盆腔有无明显异常。胎头入盆并下降顺利则骨盆问题不大；产程进展欠佳者需行剖宫产。

三、软产道异常

软产道包括子宫下段、宫颈、阴道及盆底软组织。软产道异常也可致难产，但远比骨产道异常难产少见，易被忽略，故妊娠早期必须常规进行妇科检查，以排除明显的软产道异常。

（一）阴道异常

1. 阴道纵隔

阴道纵隔包括完全和不完全纵隔，常伴有双子宫及双宫颈畸形。完全纵隔由外阴延伸至宫颈，较为罕见；不完全纵隔临床较多见，分上部及下部，常可妨碍胎头下降。阴道纵隔可自然破裂，但纵隔较厚时则需将其剪断，待胎儿娩出后再切除剩下的纵隔，用可吸收缝合线锁边或间断缝合残端止血。完全纵隔一般不导致难产，胎头下降过程中能逐渐将半个阴道充分扩张后通过。

2. 阴道横隔

阴道横隔多位于阴道上、中段。临产后肛查可能将不完全阴道横隔的中央孔误认为宫颈外口，尤其在临产一段时间后，出现产力强、胎头位置较低而"宫颈"不扩张的现象时，应想到此种先天异常的可能，阴道检查有助于确诊。此种异常时宜选择剖宫产终止妊娠，尽量避免经阴道切开横隔，因此法不但出血多，而且缝合难度大。

3. 阴道包块

小型阴道囊肿通常不会影响分娩。若囊肿较大，则可能会阻碍胎先露的下降，因此需要进行消毒并进行穿刺，以便将囊肿中的物质吸出，产后再做处理。

纤维瘤、上皮癌和肉瘤等恶性肿瘤的存在，可能导致胎儿娩出受到影响，阻碍胎先露下降，且这些恶性肿瘤的发展也容易导致出血和感染，因此，通常应该进行剖宫产。

（二）宫颈异常

1. 宫颈瘢痕

宫颈深部电灼、电熨、锥形切除或粗暴的宫口扩张术，以及宫颈裂伤修补术、感染等所致的宫颈瘢痕、硬结，一般在妊娠后可以软化，多不影响分娩。若临产后宫口扩张延缓或阻滞，建议尽快进行剖宫产手术结束妊娠。

2. 宫颈水肿

宫颈水肿常见于扁平骨盆，由于胎头位置不正，产妇屏气和宫缩失衡，导致了产程的加快，同时也加重了宫颈的负担，从而导致宫颈水肿、宫口扩张延缓，最终导致分娩停滞。

处理：建议产妇在宫口开全前不要用力屏气，可在宫颈两侧注射 0.5% 利多卡因 5 ~ 10 mL，短期观察 2 ~ 3 小时，若宫口扩张依然无法完成，就表明存在头盆不称，建议剖宫产终止妊娠。若宫口接近完全开全，胎先露高位已在 +2 以下，仅为宫颈前唇水肿，可在消毒后用手将水肿的前唇在宫缩时向胎头上方轻轻推移，使宫颈前唇退缩至胎头后，待胎头经阴道分娩。上推宫颈前唇时绝不可用暴力，因为这会导致宫颈裂伤、出血。

3. 宫颈癌

尽管妊娠合并宫颈癌在临床中较少见，但它仍然是一种严重的并发症，需要特别注意。

由于宫颈癌变组织硬而脆，经阴道分娩容易导致宫颈裂伤、出血、压迫坏死和感染，所以应行剖宫产。在条件允许的情况下，取出胎儿后，应当进行广泛的子宫切除术和盆腔淋巴结清除术，术后 2 ~ 4 周再进行放疗。在妊娠早期，建议常规进行妇科检查，以期尽快发现并采取措施。若在妊娠早、中期出现反复阴道流血，白带有臭味，应排除宫颈癌。一旦确诊，无论病变的严重程度，都必须立即终止妊娠，并根据宫颈癌的不同阶段制订治疗计划。

（三）子宫异常

1. 先天性子宫畸形

妊娠合并子宫畸形的情况较为普遍，而且通常伴随着泌尿系统畸形。

双角子宫、纵隔子宫：妊娠合并双角子宫和纵隔子宫较为常见，易发生流产及早产。双角子宫的底部形状像马鞍，角部明显突出；纵隔子宫外观正常，两者均可因宫腔形态异常而致胎位异常，但一般不影响产力。在实际的诊断中，有时很难区分双角子宫和纵隔子宫。附着于纵隔子宫的胎盘很难完整地脱落，产后可能会有大量出血，需行人工胎盘剥离。因此，对怀疑有双角子宫或纵隔子宫的产妇，产后必须进行宫腔检查，以便明确诊断。

双子宫畸形：双子宫一侧妊娠时，另一侧未孕子宫稍增大，但一般不致引起产道梗阻。由于子宫形态狭长，故以臀位多见。双子宫发育欠佳，分娩时可发生宫缩乏力或宫口扩张困难，导致产程延长，因此多需行剖宫产。

单角子宫：因一侧 Mullerian 管发育不良，另一侧发育正常，从而导致单角子宫的出现，妊娠后多为臀位，从而流产和早产的风险增加。此外，由于子宫发育不良，在分娩时会出现宫缩乏力和产程延长的情况，增加了子宫破裂的风险，所以通常需进行剖宫产。

2. 妊娠子宫过度前屈

孕妇腹直肌分离、腹壁过度松弛、驼背或骨盆倾斜度过大均可使子宫过度前屈，形成悬垂腹。常导致胎头不入盆、胎膜早破、临产后宫口扩张缓慢、胎头紧贴宫颈后壁，影响产程进展。妊娠期可用腹带包裹孕妇腹部，临产后将腿部抬高或取半卧位，以利于胎头入盆。

3. 子宫肌瘤

在妊娠期间，子宫肌瘤会生长增大，其大小与生长部位都将直接影响到产妇的分娩过程。子宫肌壁间肌瘤可使宫缩乏力、产程延长；子宫下段肌瘤或嵌顿于盆腔内的浆膜下肌瘤均可阻碍分娩，导致梗阻性难产。最佳的治疗方案是采用剖宫产。若肌瘤较小，且位于骨盆入口以上，通常情况下产妇不会出现分娩梗阻，因此，剖宫产术通常不摘除肌瘤，只有当其是浆膜下肌瘤，才会进行手术予以摘除。若产妇曾经接受子宫肌瘤剔除手术，则可能在分娩时出现瘢痕破裂的情况，因此需要密切监测产程。子宫瘢痕较大，剔除子宫肌瘤时进入宫腔者应行选择性剖宫产，术中警惕宫缩乏力致出血。

（四）卵巢肿瘤

妊娠合并卵巢肿瘤通常为良性，只有 2% 为恶性。在卵巢良性肿瘤中，囊性畸胎瘤和黏液性囊腺瘤最典型，分别占 1/4。在妊娠 12 周左右或产褥期，妊娠合并卵巢肿瘤可发生蒂扭转。若卵巢肿瘤阻塞产道，可导致卵巢肿瘤破裂，甚至导致子宫破裂，需要进行剖宫产并进行卵巢肿瘤切除手术。确诊为卵巢肿瘤的孕妇最好在妊娠 16 周时进行肿瘤切除手术。

第六章　妊娠合并症

第一节　心脏病

一、妊娠时心脏血管方面的变化

（一）妊娠期心排血量

妊娠期间，心排血量会显著增加。在妊娠 32～34 周时，心排血量的增加幅度达到顶峰，可增加至未孕时的 130%～150%。妊娠 28～36 周，心排血量会因为孕妇的体位而发生较大的变异，如孕妇侧卧时心排血量会比仰卧位时更大，故仰卧位时，由于静脉回流减少，易导致循环受损。

原来已有血流限制性损害心脏病（如二尖瓣狭窄、肥厚心肌病）的患者，可能表现出明显的症状。另外，大约有 5% 的孕妇，可由于体位的改变导致心排血量减少而出现不适，如仰卧位低血压综合征。

（二）心率

随着妊娠的持续，孕妇的心率进行性增加，平均增加 10 次 / 分。这种变化会使得心排血量随之增加。目前尚不清楚妊娠期心率增加的具体原因，可能是妊娠期固有心率增加、迷走神经张力降低或肾上腺能张力增加，或者妊娠期某些不明的变时性作用物质影响所致。

（三）血容量

妊娠期孕妇的血容量增加，至妊娠 32～34 周血容量达高峰，增加 40%～45%。血容量增加时，血浆和红细胞同时增加，其中血浆增加较多，较未孕时可增加 50%～60%，而红细胞仅增加 10%～20%，而这种不平衡的增加使红细胞计数、血细胞比容及血红蛋白量均有下降，形成妊娠期"生理性贫血"。

（四）血管压力

随着妊娠期的推移，妊娠早、中期，动脉血压降低，平均降低 10 mmHg，并且舒张压的下降幅度比收缩压更大，因而脉压增加。下肢静脉压从妊娠第 12 周开始逐渐上升，直到足月。正常妊娠时孕妇的中心静脉压、右心室压、肺动脉压和肺楔压均没有出现明显的升高。

（五）妊娠时的心脏改变

随着妊娠子宫增大，横膈上升，心脏向左、上、前方移位，心尖部左移，心脏浊音界轻度扩大。由于心率增快和心排血量增加，心脏的工作量增加，从而导致心肌轻度肥大。心尖第一心音和肺动脉瓣区第二心音增强，并可有轻度的收缩期杂音。此外，妊娠期常易发生期前收缩和室上性心动过速，易与器质性心脏病相混淆，应注意鉴别。

在妊娠期间，由于外部环境的变化，特别是外周阻力降低，孕妇对血流动力学急剧变化的调节能力受到影响，这就导致心脏病孕妇的心脏负担增加，甚至可能会引发心力衰竭。

二、分娩期心脏血管方面的变化

随着分娩的进行，能量和氧耗均增加，这会导致产妇心脏负荷变大。临产后，子宫会发生收缩，母体动脉压与子宫内压间阶差减少，因而子宫血流量减少而全身血容量增加。在这种情况下，宫缩时心排血量平均增加24%，每搏输出量增加33%，同时有血压升高、脉压增大及中心静脉压升高。在第二产程中，由于需要屏气，有先天性心脏病的产妇有时可因肺循环压力增加，使原来左向右分流转为右向左分流，此时可出现发绀症状。在胎儿、胎盘娩出之后，子宫突然缩小，胎盘循环停止，子宫血窦内大约有500 mL血液突然进入全身血液循环。另外，由于腹内压骤减，大量血液又向内脏灌注，造成血流动力学发生急剧、显著的变化，患心脏病的孕妇往往易在此时发生心力衰竭。

三、产褥期心脏血管方面的变化

产后24～48小时，产妇体内组织间隙内潴留的液体会迅速回流，血液容量也会相应增加。妊娠期的心血管变化在产褥期尚不能立即恢复到孕前的状态，因此，对患心脏病的产妇在产后仍然需要密切关注其心血管方面的变化，以防止发生心力衰竭。

综上所述，在妊娠32～34周、分娩期及产褥期的最初3日之内，是全身血液循环变化最大、心脏负担最重的时期。有器质性心脏病的孕妇，常在此时因心脏负担加重而出现心力衰竭，其中尤以妊娠32～34周最常见，应严密监护。

四、评估妊娠期妇女患心脏病的风险

妊娠期是否合并有心脏病，通常可通过询问病史和体格检查确定。心血管检查，必须在保证母体和胎儿安全的情况下才可进行；心电图检查，一般对母体和胎儿均较安全；常规胸部X线检查，由于X线辐射会对人体造成损伤，对于无任何临床症状或体征的正常妊娠孕妇，没有必要进行常规胸部X线检查。

对孕期有临床症状或体征需进行胸部X线检查者，应首先选择胸部平片检查。此外，超声检查对早期胚胎是否存在影响是临床医生十分关注的问题，早期的胚胎对内外环境非常敏感，尤其是"器官形成期"，为确保安全，在妊娠早期，即使有明显适应证者，仍应谨慎使用。

五、妊娠期常见的心脏病

（一）先天性心脏病

1. 左向右分流型先天性心脏病

（1）房间隔缺损

房间隔缺损者通常无症状或症状很轻，常可耐受妊娠，偶尔可发生心力衰竭。房间隔缺损导致的感染性心内膜炎发生率也很低，不需要使用抗生素预防。妊娠合并房间隔缺损时，胎儿死亡率约15%，胎儿先天性心脏病的发生率约10%。如果房间隔缺损的孕妇已有肺动脉高压征象，则需终止妊娠。

（2）室间隔缺损

妊娠合并室间隔缺损时，母体心力衰竭、心律失常和感染性心内膜炎的发生率很高，使母体和胎儿的死亡率明显增加，为此，临床上普遍在妊娠前就采取有效的措施，如进行手术纠正。在分娩期间，常通过使用抗生素来预防感染，直到分娩后 24 小时。

（3）动脉导管未闭

若无并发症，则动脉导管未闭者通常可耐受妊娠，很少发生心力衰竭、心律失常和栓塞。

2. 右向左分流型先天性心脏病

法洛四联症在临床中非常常见。妊娠合并法洛四联症时，母体和胎儿的死亡率为 30% ~ 50%；若产妇发绀严重，自然流产率可高达 80%。因此，对于患有此类心脏病的妇女，应劝其不要妊娠，即使已怀孕亦应终止妊娠。若在妊娠之前进行手术矫正，能够显著提高母体和胎儿的预后情况。

3. 其他类型先天性心脏病

（1）主动脉缩窄

女性中此病相对罕见，但该病通常会导致其他心脏病，例如二叶主动脉瓣、二尖瓣狭窄、室间隔缺损。妊娠合并主动脉缩窄的产妇死亡率为 3% ~ 9%，死亡原因多为主动脉破裂；胎儿的死亡率为 10% ~ 20%。通过在妊娠前进行手术矫正，可以提高母体存活率。若在妊娠时才发现主动脉缩窄，并出现心力衰竭或高血压不能控制时，则应终止妊娠。

（2）马方综合征

本病患者妊娠时，母体死亡率为 4% ~ 50%，死亡原因多为血管破裂；胎儿的死亡率超过 10%。若患有本病，应劝其避免妊娠。患有本病的孕妇，若超声心动图检查发现主动脉根部直径 > 40 mm 时，应劝其终止妊娠。为保证孕妇的健康和生命安全，建议患有本病的孕妇尽量减少运动，并且要注意监测血压，并尝试服用 β 受体阻滞剂。

（二）瓣膜病

1. 二尖瓣狭窄

对于没有明显血流动力学异常的轻微二尖瓣狭窄的孕妇，仍可耐受妊娠。二尖瓣狭窄越严重，血流动力学的异常越显著，肺水肿、血液循环不良、低排血量的发生率越高，妊娠的危险性越大，母体与胎儿的死亡率越高，分娩和产后即时死亡率更高。为了确保母体及胎儿的健康，对于病变较严重、伴有肺动脉高压的患者，应在妊娠前纠正二尖瓣狭窄。若在妊娠期发现二尖瓣狭窄，则应密切观察病情，宜早期终止妊娠。

2. 二尖瓣关闭不全

孕妇通常能耐受妊娠，但仍有可能出现充血性心力衰竭和房性心律失常的情况。

3. 二尖瓣脱垂

二尖瓣脱垂在年轻女性中较为常见，一般不会导致自然流产或早产的发生率大幅增加。二尖瓣脱垂严重时，可引起二尖瓣关闭不全。

4. 主动脉瓣狭窄

主动脉瓣狭窄多为先天性，对孕妇和胎儿均有不良影响。无症状的主动脉瓣狭窄，无须处理；如有症状，应严格限制活动，设法避免低血容量的发生。对症状不能控制者，应考虑瓣膜手术。因此，建议患有严重主动脉瓣狭窄的妇女，应在妊娠前手术纠正，以保护母体，降低胎儿先天性心脏病的发生率。

5. 主动脉瓣关闭不全

同二尖瓣关闭不全，孕妇对此症一般耐受良好。

（三）心肌病

1. 心肌炎

若患有急性或慢性心肌炎，应建议避免妊娠。若心肌严重受累，妊娠期或产后发生心力衰竭的危险性很大。

2. 扩张型心肌病

在妊娠期，患有本病的孕妇有 30% 会出现严重的充血性心力衰竭，产后 2～5 年的死亡率高达 50%；胎儿死亡率为 20%，另外，血栓栓塞以及抗凝引起的多种并发症发生率亦明显增加。因此，对于患有扩张型心肌病的女性而言，最好避免妊娠，若孕妇出现严重的充血性心力衰竭，则应立即终止妊娠。

3. 围生期心肌病

妊娠期末 3 个月或产后可出现围生期心肌病，产妇的死亡率为 25%～50%，而胎儿的死亡率为 10%～30%。

4. 肥厚型心肌病

妊娠早期，由于血容量增加，可使肥厚型心肌病的症状减轻。随着子宫的增大，回心血量减少，静脉血流缓慢，儿茶酚胺增加，从而使流出道梗阻增加。患有该病的孕妇应避免使用利尿剂、正性肌力药和缩宫素，在分娩过程中应避免血容量减少。

（四）心包疾病

妊娠期间，急性心包炎的发病率较低，且隐性心包渗出对妊娠无不良影响。

（五）肺动脉高压

肺动脉高压十分危险，可导致妊娠时母体的死亡率超过 50%，即使母体存活，胎儿的死亡率仍然较高。因此，在诊断为肺动脉高压的情况下，无论病因如何，都应该避免妊娠。若患者已经证实怀孕，应该立即终止妊娠。

六、妊娠期心脏病的处理

（一）妊娠期使用心血管药物的要求

①对妊娠合并心脏病孕妇安全有效。②药物使用对胎儿无害。③可能对胎儿有一定的副作用，但救治母体效果良好。

必须强调，优先救治母体为第一原则。

（二）妊娠期心脏病常见并发症的处理

1. 心力衰竭

1）临床表现

（1）左心衰竭的临床表现

症状：患者可能会发生多种形式、不同程度的呼吸困难，包括劳力性呼吸困难、端坐呼吸、夜间阵发性呼吸困难；咳嗽、咯血或咳白色浆液性泡沫样痰；疲倦、乏力、头晕等。

体征：心脏检查示左心明显扩大，心尖收缩期或舒张期有杂音，肺动脉瓣区第二心音明显亢进。肺部检查示肺底部湿性啰音，其分布可随病情加重而变化，有时可伴哮鸣音，肺水肿时可听到两肺广泛湿啰音。X线检查表现为心影增大和肺淤血。整个肺野透亮度减低，肺门影增宽及肺纹理增粗。在急性肺水肿的情况下，患者的肺部浓雾状阴影自肺门伸向周围肺野，呈扇状扩散，而肺野、肺底和肺野外周仍保持原有的清晰状态。

（2）右心衰竭的临床表现

症状：呼吸困难；胃肠道长肝瘀血引起食欲缺乏、恶心、呕吐。

体征：心脏大，三尖瓣区收缩期杂音或舒张期奔马律；颈静脉怒张，肝颈静脉回流征阳性；肝大，压痛，严重肝淤血及缺氧时，可出现黄疸；水肿，多见于身体下垂部位，严重者可出现胸腔积液及腹水。

2）心力衰竭的治疗

（1）急性左心衰竭的治疗

对于急性左心衰竭者，必须采取紧急措施，以确保患者的安全。

治疗原则：①减少肺循环血量和静脉回心血量。②增加每搏输出量，即增加心肌收缩力，减轻心脏前、后负荷。③减少血容量。④减少肺泡内液体漏出，保证气体交换。

具体措施：①体位。患者取坐位或半坐卧位，两腿下垂，以减少静脉回心血量。②给氧。根据血气分析结果调整氧流量，必要时可面罩加压给氧。使用乙醇湿化吸氧及有机硅消泡剂，有利于改善通气。③吗啡 3 ~ 5 mg 静脉注射，可减少躁动，并可扩张周围静脉，减少回心血量，但有呼吸抑制作用，痰液极多者、意识障碍者及休克者禁用。④快速利尿。呋塞米 40 mg 静脉注射，大量快速利尿后可减少血容量。呋塞米在发生利尿作用前即有扩张静脉系统、降低左心房压作用，更能迅速减轻呼吸困难。给药 15 ~ 30 分钟尿量开始增多，至 60 分钟达到高峰。血容量增加不明显，或主动脉狭窄者应慎用，以免引起低血压、休克或严重心律失常。⑤静脉注射氨茶碱。0.25 g 氨茶碱加入 50% 葡萄糖液 40 mL 稀释后缓慢静脉注射，可解除支气管痉挛，减轻呼吸困难，并可增强心肌收缩力，扩张外周血管，降低肺动脉压和左心房压。⑥血管扩张剂的应用。近年来采用硝酸甘油或硝酸异山梨酯 10 mg，加入 5% 葡萄糖液 250 mL 中静脉滴注。开始剂量为 10 μg/min，在血压监测下，每 10 分钟增加 5 ~ 10 μg，直至症状缓解或收缩压下降至 90 mmHg，继以有效剂量维持，待病情稳定后逐渐停用，不可突然终止，否则可能引起症状反跳。对有高血压的病例，可静脉滴注硝普钠，以 15 ~ 20 μg/min 开始，每 5 分钟增加 5 μg，直至症状缓解或收缩压降至 100 mmHg，病情稳定后逐渐停药。在使用硝普钠时需严密监测血流动力学变化，使收缩压保持在 100 mmHg 以上，左心室舒张末期压力为 15 ~ 18 mmHg，心脏指数在 2.2 L/（min·m^2）以上。低血压者宜与多巴胺合用，每分钟

2 ～ 10 μg/kg，静脉滴注。由于本药长期应用，可引起氰化物中毒，因而近年已被硝酸酯类所代替。⑦正性肌力药的应用。若两周内未用过洋地黄毒苷，一周内未用过地高辛，可给予速效洋地黄制剂去乙酰毛花苷 0.4 ～ 0.6 mg 或地高辛 0.50 ～ 0.75 mg，以 50% 葡萄糖液稀释后静脉缓慢注入，以增强心肌收缩力和减慢心率。对伴有房性快速性心律失常者特别有效，但重度二尖瓣狭窄伴有窦性心律的肺水肿患者禁用。发病前两周内曾用过洋地黄的患者，则应根据病情，小剂量逐渐追加。⑧其他。静脉注射地塞米松 10 ～ 20 mg，可降低外周阻力，减少回心血流量和解除支气管痉挛。如因大量、快速输液或输液过多导致肺水肿，或在快速利尿和使用血管扩张剂的情况下，可考虑静脉穿刺或切开放血 300 ～ 500 mL，以减少过多的血容量。

（2）慢性充血性心力衰竭的治疗

对于慢性充血性心力衰竭，应采取多种措施，包括采取手术治疗，积极防治心力衰竭的诱发因素，例如感染、心律失常、劳累等。

治疗原则：减轻心脏的负荷负担，提高心肌收缩力，并减轻水钠潴留。

具体措施：

①减轻心脏负荷。应减少体力活动，严重者需卧床休息，在心功能逐渐改善的过程中，可适当下床活动，因卧床过久容易导致静脉血栓形成和肺炎等并发症。

②限制钠盐摄入。患者日常饮食中的钠盐摄入量，每日不宜超过 2 g。应用利尿剂大量利尿时，不宜过分限制钠盐摄入量。

③利尿剂的应用：对于左、右心室充盈压升高的患者，使用利尿剂是一种高效的治疗方式，可促进血流循环，缓解病情，改变呼吸状况，减轻静脉怒张、肝大、呼吸困难及心源性水肿等症状；对于发生急性心力衰竭和肺水肿的患者，首选的措施为静脉推注袢利尿剂；对于重度心力衰竭或伴有肾脏疾病的病人，建议采取袢利尿剂的方式；对于顽固性水肿，建议结合利尿剂。开始时以小剂量间断治疗，效果不满意时，增加剂量和连续使用，连续使用期间应注意预防低血钾。

利尿剂的副作用：妊娠期患者服用利尿剂虽然相对安全，不增加母体和胎儿的死亡率，但也会带来一定的副作用，如高血钾、低血钠、高血钙、高血糖及低血容量等代谢异常，因此应加以注意。

④正性肌力药的应用：有洋地黄类、儿茶酚胺类及磷酸二酯酶抑制剂等。其中洋地黄类是目前临床上最常用的正性肌力药物。

洋地黄类正性肌力药，目前仍为治疗部分心力衰竭患者的首选药物。其可增加射血分数，缩小扩大的心脏，改善心力衰竭的临床症状，但不能明显增加运动耐量和提高患者的生存率。

洋地黄类药物适应证和注意事项：①洋地黄类药物治疗心力衰竭最主要的适应证为心肌收缩功能不全（心肌收缩力减退），心脏明显扩大伴有室性奔马律、窦性心动过速或室上性快速心律失常（如快速心房颤动）的慢性心力衰竭。②对心脏无明显扩大的窦性心律轻度心力衰竭患者是否有效，尚不能肯定。③对高排血量心力衰竭，如甲亢性心脏病的治疗效果较差。④对急性心肌梗死早期出现的心力衰竭、肺源性心脏病伴急性呼吸功能不全者和严重的二尖瓣狭窄伴窦性心律而有右心衰竭者，应慎用。⑤有洋地黄过量或中毒、肥厚型梗阻性心肌病、房室传导阻滞而未用人工心脏起搏器者，应禁忌使用洋地黄。

洋地黄的给药方法如下。

传统的洋地黄用药方式强调"洋地黄化"或"饱和"量，即必须在短期内给予较大剂量，以达到最大疗效而不出现毒性反应。以这种剂量给药，洋地黄中毒的发生率可达20%。目前认为，洋地黄的疗效与剂量呈线性关系，每日给予维持量，经过5个半衰期，其血浆浓度与先给负荷量继以维持量所达到的浓度相同。因此除急性严重心力衰竭，一般心力衰竭的患者每日给予维持量即可，这样可以避免洋地黄的毒性反应。两周内用过洋地黄或3日内用过地高辛者，一般不用负荷量。如果病情需要，可小剂量分次给药。急性左心衰竭伴快速性房性心律失常者，宜将负荷量一次给予。对急性心肌炎、贫血及黏液性水肿等引起的心力衰竭，负荷量不宜过大，肾功能不全者禁用负荷量。一般宜选用起效快的洋地黄制剂。

在孕妇妊娠期中，由于血容量增加，体液重新分布，影响洋地黄的吸收和排泄。如妊娠期口服一定剂量的地高辛后，其血清浓度仅为通常口服剂量的50%。为了达到临床治疗水平的血清浓度，必须适当地增加剂量。在治疗剂量的洋地黄，通常对孕妇和胎儿均较为安全。该药可通过胎盘进入胎儿体内，若剂量过大，母体出现洋地黄中毒时，也必然会使胎儿受害，应加注意。

洋地黄的毒性反应：①消化系统反应，如食欲减退、恶心、腹泻等，若患者的心脏功能有所改善，而且没有受到外界因素的干扰，应该认定为洋地黄毒性反应。②心律失常，洋地黄中毒会导致多种心律失常。服用洋地黄可以导致明显的心律改变，如心率突然显著减慢或加速、由不规律转为规律或由规则转为特殊的不规则等，这些都可以作为诊断洋地黄中毒的有效依据。此外，心脏病以及心力衰竭也可以导致多种心律失常，因此需要进行鉴别诊断。③对神经系统的影响主要表现为视觉改变，但相对罕见。

洋地黄毒性反应的处理：测定血清中洋地黄的浓度，可作为判断洋地黄用量和毒性反应的参考。当出现洋地黄毒性反应的症状时，应立刻停止服用洋地黄，以便进行进一步的检查，以确定中毒的诱因，如有低血钾的存在，应同时停用排钾利尿药，尽早采取措施，以防止发生不良反应。此外，还应当考虑使用药物（如钾盐、苯妥英钠以及利多卡因等）予以治疗。具体方法如下。①口服或静脉补钾对治疗由洋地黄毒性反应引起的各种房性快速心律失常和室性期前收缩有效。口服多用于治疗偶发性室性期前收缩，常用剂量为每日3～4 g，分3～4次服用。静脉滴注常用于治疗频发性室性期前收缩，尤其是多源性室性期前收缩呈二联律时和各种房性快速性心律失常，一般以1 g氯化钾加入5%葡萄糖液500 mL中稀释，缓慢静脉滴注。同时以心电图监测，出现高血钾心电图表现时立即停药，多数患者在滴完1 g左右时可转复为窦性心律，此时可改为口服氯化钾维持。若有房室传导阻滞者不宜用钾盐治疗。②苯妥英钠是治疗洋地黄中毒所引起的各种期前收缩和快速性心律失常最安全有效的药物，作用快，副作用较少。首剂量125～250 mg加注射用水20 mL稀释，2～3分钟静脉注射。无效时，可每5～10分钟静脉注射100 mg，共2～3次。大多数患者用药后5分钟内心律失常缓解。疗效可维持5分钟至6小时不等。心律失常转复后，可每小时口服50～100 mg，维持2～3日。该药有抑制呼吸、引起短暂低血压和嗜睡等副作用，应密切观察。③利多卡因对洋地黄中毒引起的室性心律失常有一定的疗效。首剂量50～100 mg静脉注射，1～2分钟注完，必要时 5 ～ 10 分钟再给 50 mg，共 2 ～ 3 次，有效后以 1 ～ 4 mg/min 速度继续点滴。④阿托品，每 4 ～ 6 小时给予 0.5 mg 肌内或静脉注射，常用来治疗洋地黄中毒引起的Ⅱ度以上的房室传导阻滞或窦房传导阻滞。异丙肾上腺素因可导致室性心律失常而禁用。

儿茶酚胺类：常用药物为多巴胺和多巴酚丁胺等，可以促进心脏的血液循环，增加心率，但也有可能导致肺水肿的发生。因此，在使用儿茶酚胺类药物时，必须严格限制输液速度，以免引发肺水肿的发生。此外，多巴胺和多巴酚丁胺必须通过静脉滴注的方式进行治疗，故在治疗慢性充血性心力衰竭时受到限制。静脉滴注的剂量应为每分钟 2 ～ 10 μg/kg，但若持续使用超过 72 小时，可导致出现耐药性。

磷酸二酯酶抑制剂：临床使用的有米力农，能增加心肌细胞内环磷酸腺苷（cAMP），并改变细胞内外钙的运转，从而产生正性肌力作用和血管平滑肌松弛作用，使血管扩张，减轻心脏前后负荷。磷酸二酯酶抑制剂主要用于对洋地黄、利尿剂及血管扩张剂治疗后效果不满意的心力衰竭患者。该药能改善患者的症状和血流动力学，对心率无影响，不增加洋地黄的毒性，不增加心肌氧耗量。尚未被证实其可用于孕妇、胎儿和哺乳期婴幼儿及儿童。

2. 心律失常

心律失常是指心脏冲动的起源部位、心搏频率、节律以及传导速度或次序等异常。

（1）抗心律失常药物

某些抗心律失常药物不仅会给孕妇带来严重的副作用，还会通过胎盘或母乳，对胎儿或新生儿产生不良影响，从而引发严重的健康问题。

β受体阻滞剂：普萘洛尔等非选择性β受体阻滞剂主要用于治疗妊娠高血压、各种心律失常、子宫活动障碍和胎儿心动过速等，但有严重的副作用，如导致宫内胎儿发育迟缓、母体或胎儿心动过缓、早产、新生儿呼吸窘迫、低血糖及高胆红素血症。其中以宫内胎儿发育迟缓常见。选择性β受体阻滞剂和具有内在交感活性的β受体阻滞剂对母体和胎儿的副作用均较少。在妊娠期使用β受体阻滞剂时应遵循以下原则。①避免在妊娠前 3 个月内使用。②使用最小的有效剂量。③最好在分娩前 2 ～ 3 日停用，以减少β受体阻滞剂对宫缩的影响，并预防新生儿并发症。④选用选择性、内在交感活性或具有α受体阻滞活性的β受体阻滞剂可能更好，因其不会影响β受体对周围血管扩张和子宫张力的调节。

奎尼丁：多年来，奎尼丁一直被广泛应用于心律失常的孕妇中，未发现致胎儿畸形作用，对子宫肌肉的影响很小，故在妊娠期心律失常时可安全使用。治疗剂量的奎尼丁很少引起早产，中毒剂量时可引起流产。

普鲁卡因胺：副作用不明显，但是长期服用可能会导致母体和胎儿患狼疮样综合征。

丙吡胺：其用于妊娠期妇女的资料不多，但被证实其可通过胎盘。脐血中药物浓度未达到有效水平时，对母体和胎儿无不良影响。

苯妥英钠：可能导致胎儿出现胎儿乙内酰脲综合征，并且出血的风险也很大。因此，在妊娠期间，若患有心律失常，应避免使用苯妥英钠。

利多卡因：能够通过胎盘，使子宫张力增加，改善宫缩，使子宫胎盘血流量减少，从而改善妊娠期间的心脏功能。在有效浓度时，不致胎儿畸形，但可导致心动过缓，高浓度时 Apgar 评分降低，但可迅速转为正常，因而本药是一种可用于孕妇心律失常较为安全的药物。

（2）常见心律失常的治疗

窦性心动过速的治疗：在妊娠期间，窦性心动过速是一种极为普遍的现象，它的临床意义取决于患者的基本病因。若是由生理或心外因素导致的窦性心动过速，则主要为对因治疗。

室上性期前收缩的治疗：包括房性和房室交界性期前收缩，该类心律失常多无症状，故无须治疗。如房性期前收缩诱发阵发性室上性心动过速，则需治疗。可试用温和的镇静药或β受体阻滞剂，如无效，可选用普鲁卡因胺 0.25 ～ 0.5 g 口服，每 4 ～ 6 小时服用 1 次；或丙吡胺 100 ～ 200 mg 口服，每 6 ～ 8 小时服用 1 次。

阵发性室上性心动过速的治疗：

发作期的处理：①若患者心功能、血压正常，可诱导恶心、valsalva 动作（在深吸气后屏气，然后用力呼气）、按摩颈动脉窦（患者取仰卧位，先按摩右侧 5 ～ 10 秒，如无效则按左侧。切忌两侧同时按摩，以免引起脑缺血）。②应用抗心律失常药。如上述方法无效时，患者无心功能障碍，首选抗心律失常药物维拉帕米，常规剂量 2.5 ～ 10 mg（一般取 5 mg）静脉注射。③β受体阻滞剂也可使用。④伴有心力衰竭者首选洋地黄制剂。两周内未使用过这类药物者，可用西地兰 0.6 ～ 0.8 mg 加入葡萄糖稀释后静脉缓注，但起效较慢。2 小时后如无效，可再静脉注射 0.2 ～ 0.4 mg，总量不超过 1.2 mg。⑤其他，可选用胺碘酮、普罗帕酮、奎尼丁和普鲁卡因胺等，由于胺碘酮会对甲状腺功能产生不利的影响，因此在妊娠期应该尽可能避免使用。⑥电复律。当药物治疗不起作用或室上性心动过速伴有严重血流动力学紊乱时，采用同步直流电复律技术可以有效缓解。

预防复发：对症状不严重且无器质性心脏病患者无须长期服药预防。有器质性心脏病，症状严重，发作频繁者，可选用下列药物口服维持，预防复发。洋地黄，给予维持量；奎尼丁 0.2 g，3 ～ 4 次 / 天；普鲁卡因胺 0.5 g，3 ～ 4 次 / 天；维拉帕米 80 mg，3 次 / 天。β受体阻滞剂也可选用，必要时可两药合用，如奎尼丁加β受体阻滞剂，洋地黄加奎尼丁，但β受体阻滞剂不宜与维拉帕米合用。

心房扑动和心房颤动的治疗：

除了病因和诱因治疗，还应采取控制心室率、心律失常转复以及其他有效的治疗措施。

控制心室率：对于发作时心跳加速而没有其他明显症状心房扑和心房颤动，一般不需要进行任何治疗。若发作时心跳加速，并对血液流动产生了负面的影响，则应该考虑β受体阻滞剂、维拉帕米或洋地黄制剂的应用。有器质性心脏病，尤其是伴有心功能不全者，首选洋地黄制剂静脉给药，使心室率控制在 100 次 / 分以下，以后改为口服维持，并调整用量，使休息时心室率在 80 次 / 分以下，轻度活动时不超过 90 次 / 分。预激综合征合并心房颤动，尤其是 QRS 波增宽畸形者，禁用洋地黄类药物。

复律：有下列情况者可考虑复律。①基本病因去除后，如甲亢、二尖瓣疾病术后，心房颤动持续存在。②由于心房颤动使心力衰竭加重，而用洋地黄制剂疗效欠佳者。③有动脉栓塞史者。④心房颤动持续 1 年以内，心脏扩大不显著且无严重心肌受损者。⑤心房颤动伴肥厚型心肌病者。药物复律常采用胺碘酮，但胺碘酮可致胎儿脑积水。也可采用同步直流电复律。

预防复发：为了避免再次出现心房扑动和心房颤动，可使用抗病毒药物，如奎尼丁进行长时间的治疗。除了患有持久性的心房颤动、二尖瓣疾病和心肌病的患者，使用华法林等抗凝剂可以阻止血栓形成，但此类药物对胎儿有严重的副作用。

室性心律失常的治疗：

①室性期前收缩：室性期前收缩可发生于正常人群，其发生率随年龄增加而增高。发生于正常人和无器质性心脏病患者的室性期前收缩，大多无临床意义。频发室性期前收缩及室性期前收缩、多源性室性期前收缩、RonT 现象时，QRS 波形显著畸形，时限超过 0.16 秒，有可能转变为致命快速性室性心律失常，常有病理意义。

无器质性心脏病基础的室性期前收缩，大多不需特殊治疗，对有症状者应及时做好解释，以解除患者的顾虑。由于过度紧张、情绪波动或运动诱发的室性期前收缩，可试用镇静剂和 β 受体阻滞剂。对频发室性期前收缩、症状明显或伴有器质性心脏病者，宜尽早找出病因及诱因，同时给予对症治疗，必要时可选用普鲁卡因胺、丙吡胺、美西律、普罗帕酮和胺碘酮。有潜在致命危险的室性期前收缩需紧急静脉给药，常用利多卡因。

②室性心动过速：应紧急处理，争取在短时间内控制发作，在选用药物治疗的同时做好同步直流电复律的准备。一般用利多卡因 50 ~ 100 mg 静脉注射，1 ~ 2 分钟注完。必要时每 5 ~ 10 分钟再给 50 mg，共 2 ~ 3 次，有效后以 1 ~ 4 mg/min 静脉滴注。病情危急时，应使用同步直流电复律。

③心室扑动和心室颤动：是导致心源性猝死的严重心律失常，也是临终前循环衰竭的心律改变。一旦发现，应按心搏骤停和心肺复苏处理。

（三）孕妇心脏手术的合理选择

凡有心脏手术指征的孕妇，应尽可能在妊娠前或延期进行手术，应遵循以下原则：①最好推迟至妊娠第 4 个月后，胎儿器官已发育成熟时进行。②手术时应监测胎心率，以估计孕妇子宫血流量是否充分。③为了保证胎儿充分的血供，应使体外循环处于较高流量，一般认为 3.0 L/（min · m²）较适宜，如使用低温手术则为 2.0 L（min · m²）。④妊娠期心脏手术应尽可能在常温或稍低温下进行。⑤当高钾停跳液进入冠脉循环时，应尽量确保冠状窦不参与该液体循环，以保证胎儿安全。⑥孕妇的心脏手术，必须由资深的外科或妇产科专家来操作，以保障患者的安全。

（四）避免或终止妊娠的指征

建议高风险心脏病患者尽量避免或终止妊娠，特别是出现以下情况时：①各种原因引起的肺动脉高压。②扩张型心肌病伴充血性心力衰竭。③马方综合征伴主动脉根部扩张。④各种发绀型先天性心脏病。⑤有症状的梗阻性心脏病。

对于有以下心脏病的患者，妊娠可能会带来一定的风险，因此应该进行密切的监测和观察：①主动脉狭窄。②需要瓣膜置换的心脏病。③马方综合征，而且没有明显的主动脉根部扩张。④无症状的扩张型心肌病。

（五）心脏病孕妇的监护

1. 妊娠期监护

患心脏病的妇女一旦受孕，应根据病情，在孕期的不同阶段给予适当的处理，否则会影响孕妇及胎儿健康。为此，首先应定期进行产前检查，特别是对于心功能 Ⅰ、Ⅱ 级的孕妇，最好每两周进行一次内科和产科检查，重点观察心功能状况。如发现心力衰竭先兆，应及时住院治疗。超声心动图是一种重要的评估胎儿健康状态的手段，可帮助判断胎儿心脏结构、功能是否存在异常，该检查于妊娠第 20 周后最有价值，对于高危妊娠患者可每 4 ~ 6 周重复检查一次。

2. 分娩期监护

孕妇应在临产前两周入院待产，并充分休息，便于检查、观察。产程开始时可给予镇静剂，避免紧张和恐惧。若孕妇心率超过 120 次 / 分，呼吸超过 24 次 / 分，而无其他原因，应考虑为心力衰竭的先兆，可静脉注射速效洋地黄制剂，并吸氧。第二产程中应尽量避免产妇用力屏气，尤其是先天性心脏病左向右分流者更应避免屏气动作，若无头盆不称，可行产钳助产。对心脏病高危人群，为缩短产程，应施行剖宫产。其手术指征为：①心功能 ≥ Ⅱ 级，药物治疗效果欠佳，或心功能不全进行性加重。②各种原因引起肺动脉高压。③术前严密监测胎儿及胎盘功能，若发现胎儿宫内窘迫，应及早行剖宫产术。④重症妊娠高血压综合征。

3. 产褥期监护

在分娩后的早期，由于心排血量的迅速增加，可能诱发二尖瓣狭窄患者急性肺水肿；分娩后，由于回心血量会变多，导致肺部的压力上升，以及右向左分流增多或心内梗阻性损害加重，从而增加孕妇死亡率。因此，对这类患者，在产后 3 日，尤其是产后 24 小时内需密切观察产后病情变化，注意有无心力衰竭先兆。同时确保产妇得到足够的休养，最大限度地避免产后感染，以免造成感染性心内膜炎。此外，由于产褥期需要长时间休息，静脉血液淤积，容易引起栓塞性并发症。来自骨盆的血栓可导致肺栓塞；左向右分流型先天性心脏病患者，可出现外周动脉栓塞。应鼓励产妇进行下肢活动，以防止血栓形成。一旦出现体循环栓塞，应迅速使用标准全剂量肝素治疗。

第二节　肺结核

一、发病机制

（一）妊娠、分娩对肺结核的影响

妊娠、分娩对肺结核有无不良影响，在学界一直都有不同的看法和报道。有些学者认为，妊娠分娩对肺结核患者的健康有负面影响，因为妊娠期间母体各器官的变化及胎儿发育生长的需要，都加重了母体负担；分娩时的劳累和能量消耗、产后腹压降低及膈肌下降等，也易使静止性结核病灶变为活动性；加之哺育婴儿，既损失营养，又消耗体力。这些都可对肺结核产生不利影响。另有一些研究人员提出，妊娠期间的新陈代谢会增加，这会导致孕妇的雌激素水平提高，从而提高孕妇的免疫能力，促进营养的摄取；此外，妊娠期的膈肌变高，会压迫胸腔，这时候服用地西泮会促进空洞的愈合，从而有利于肺结核的康复。

这两种观点都相对片面。事实上，肺结核的形成受许多复杂因素的共同作用，能做到早期诊断，提供良好的饮食、心理支持，加强治疗，则妊娠和分娩均不致对肺结核有明显不利影响。产后 2 ~ 3 个月，若哺乳和护理婴儿时休息、睡眠不足，肺结核病灶可发生恶化。

（二）肺结核对妊娠的影响

尽管活动性肺结核可能会导致闭经和不孕，但大多数研究表明，肺结核对妊娠无明显影响。虽曾有活动性肺结核患者受孕率降低的报道，但临床上仍然可以发现多期肺结核以及晚期肺结核合并妊娠的现象。

当肺结核病变发展到急性阶段，常伴有低热和中毒症状，由于严重缺氧，孕妇自然流产和早产的风险会显著提高。

尽管少数研究表明存在胎盘结核，但这种疾病更常发生在胚胎的蜕膜部位，会影响胚胎的血液循环，致蜕膜出血或梗死。胎盘有阻止结核分枝杆菌滤过的功能，故结核分枝杆菌通过胎盘进入胎体，引起胎儿先天性结核病的情况非常少。由于新生儿对结核感染很敏感，若母亲有活动性肺结核，产后应与新生儿分离。有活动性肺结核而未治疗的母亲，其新生儿产后一年的感染率为 50%。

二、诊断

肺结核一般不难确诊，且多数患者在孕前就已明确肺结核的诊断及进行过治疗。孕妇在妊娠期出现低热、盗汗、咳嗽、消瘦，在肺部有肺结核体征时，应考虑肺结核的可能。一般通过胸部 X 线检查可以明确诊断。妊娠晚期，横膈上升，肺脏受到一定程度的挤压，结核病灶可能被遮盖，而发生诊断困难。事实上，妊娠晚期横膈抬高，肺部通气的改变可将肺结核空洞隐藏起来，因此孕妇肺结核的诊断不能像非孕期那样有十分明确的体征。

国外有人为了减少 X 线对胎儿的影响，主张先行结核菌素试验，如为阳性，再进行胸部 X 线检查；故对疑有肺结核的孕妇进行结核菌素试验时，若结果呈强阳性则有辅助诊断价值。结核菌素试验标准技术是皮内注射 0.1 mL 结核菌素（纯蛋白衍化物，等于 5 倍结核菌素单位）。对强阳性孕妇需进一步询问病史，全面体检，并做痰涂片抗酸染色找结核分枝杆菌；或收集 24 小时痰液，浓缩检菌，必要时做痰结核分枝杆菌培养及药敏试验。一般来说，结核菌素试验阴性应可以排除肺结核，但实际上有 10% 的成人和儿童有活动性肺结核而结核菌素试验阴性，主要见于营养不良、药物或疾病引起的免疫抑制者，以及年龄太大或太小及严重的肺结核患者。

由于结核分枝杆菌培养敏感度低，肺外结核分枝杆菌取材困难而结核菌素试验缺乏特异性，结果往往难以被正确判断。20 世纪 80 年代以来出现的放射性核素标记、聚合酶链反应（PCR）、DNA 探针等新技术，对试验条件要求高，且稳定性、特异性和准确性均未得到临床认可，目前还无法应用于常规检测。

我国学者发现，在结核病活动期，患者血清中存在活动性结核标志物"H 多肽"，取少量可疑结核病患者的血清进行实验室测定，其检测结果与结核病情轻重密切相关。这一方法不仅可作为结核病活动期早期发现、诊断与鉴别诊断的指标，亦可作为疗效评估和预后判定的可靠指标。

三、预防

对于患有活动性肺结核的妇女，未婚者应该尽量暂缓结婚；已婚者则应该采取措施避免怀孕，直到肺结核痊愈或病灶静止，才可以考虑妊娠。粟粒型肺结核患者则不宜怀孕，在妊娠早期应进行人工流产。

对于患有肺结核的女性，无论是否曾经进行过胸部 X 线检查，都建议及早进行相关的诊断和治疗。

四、治疗

（一）一般治疗

除产时、产褥期的处理，其余治疗方式与非孕期基本相同。有条件者可由结核病科与产科共同观察处理。根据具体情况给予不同的健康教育，使患者消除顾虑，增强信心，并告知其注意适当休息及营养等，活动性肺结核患者最好住院，以保证休息和及时的治疗。对于那些需要长期治疗、护理的活动性肺结核患者，应该尽早入院接受治疗。

（二）抗结核治疗

结核病的最佳治疗方案为短程督导化疗（DOST）。该疗法的实施步骤包括：前 2 个月为强化治疗期，联合应用 3 ~ 4 种抗结核一线药物，如利福平、异烟肼、链霉素及吡嗪酰胺，旨在将大量繁殖旺盛的结核分枝杆菌迅速杀死，使菌群减少，不能产生新的耐药突变菌；后 4 个月为巩固期，只服用利福平和异烟肼，把静止休眠的结核分枝杆菌消灭。已证实上述治疗方法对孕妇与非孕妇具有同样的疗效，除链霉素外未发现抗结核药物对胎儿有不良反应。

从现代药物生物学机制研究得知，异烟肼和利福平能杀死细胞内外的结核分枝杆菌，称为全杀菌药；吡嗪酰胺仅作用于细胞内的结核分枝杆菌，故称为半杀菌药，治疗方案中应用该药还可缩短疗程；乙胺丁醇虽是抑菌药，但它能防止或延缓结核分枝杆菌耐药性的产生，并且不良反应较少，虽可能对视神经有影响，但停药后会逐渐恢复。联合应用利福平、异烟肼和吡嗪酰胺 3 种药物的治疗方案，称为三联方案。链霉素虽对细胞外的结核分枝杆菌有快速杀灭作用，并能较快改善患者的中毒症状，但它会产生不可逆的耳毒性反应，因此使应用受到限制。现在链霉素已不是治疗结核的首选药物。目前治疗严重肺结核时，常在三联方案中增加乙胺丁醇或链霉素，组成四联方案，鉴于链霉素可能引发耳毒性反应，乙胺丁醇仍然是首选。

肺结核孕妇具体的治疗方案为：利福平 0.6 g，异烟肼 0.3 g，吡嗪酰胺和（或）乙胺丁醇各 1 g，每日晨间空腹一次顿服，使血内有较高的药物浓度，杀菌作用更佳，且不增加不良反应，亦能保证患者能按时服药，患者容易接受。2 个月后只服用利福平及异烟肼，剂量同上，共 4 ~ 6 个月。尽管目前还没有确凿的证据表明异烟肼和利福平会对胎儿产生致畸影响，但是建议那些接受抗结核治疗的孕妇，要及时进行肝脏检测，并且必要时及时终止治疗。为了缓解异烟肼的副作用，建议患者每天补充维生素 B_6。另外，应注意的是，久服异烟肼会破坏体内辅酶 I、II，因此久服异烟肼后需加服烟酰胺 50 ~ 100 mg，3 次 / 日。此外，异烟肼可与铁、铜等金属形成络合物，如同时服用硫酸亚铁、三硅酸镁、氢氧化铝等药物，可因相互作用使异烟肼的生物效应下降。尽管乙胺丁醇也没有被证实会导致胎儿畸形，但它却存在引起球后视神经炎的风险。

我国由于过去对肺结核治疗不当或管理不善而发生多种耐药菌株，其中 52.2% 的结核分枝杆菌会导致继发性耐药，使得治疗变得更加困难。考虑到妊娠期用药需谨慎，必须进行综合的权衡，才能做出最佳的治疗决策。若患者已经耐受异烟肼及利福平或两种以上的抗结核药，则属多重耐药性病例，此类患者应该使用氧氟沙星（800 mg/d）、卷曲霉素（0.5 g），肌内注射，每天 2 次，并且联合用药 2 ～ 3 个月。孕妇不宜应用。

（三）产时处理

建议患者在预产期前一周到两周入院接受全面的诊断和治疗、护理，以保证分娩时的安全。肺结核本身不是剖宫产指征，如不合并其他情况，以阴道分娩为宜，同时要注意减少产妇的体能损失，如第二产程已持续了 1 个小时，仍未见明显进展时，使用胎头负压吸引或产钳助产是一种更安全的方法。尽管肺结核不是剖宫产术的适应证，但如有剖宫产术的产科指征，亦可行剖宫产，但手术时避免应用吸入麻醉。

（四）产褥期处理

部分病例的肺部结核病灶可在产后变为活动性。既往多以为是膈肌下降、肺部受机械性因素的影响而使结核病灶播散。经多年临床观察，目前认为，若膈神经功能良好，则产后膈肌不致急剧下降，胸腔内压亦不致骤然变化。产后肺部结核病灶活动的主要原因在于产时体力过度消耗，产后哺育婴儿过度劳累，故产褥期处理的重点为：做好营养管理、适当休息、保持精神愉悦，以增强机体抗病能力；继续抗结核治疗，以修复病灶、控制病情。

新生儿对结核分枝杆菌有高度敏感性，因此，患肺结核的产妇在病灶静止 2 年以上，才可哺育婴儿，且哺育时最好戴上口罩，避免感染婴儿。产后 1 个月应复查胸部 X 线，因此时最易复发。若病灶为活动性，应禁止患者哺乳，并与婴儿隔离。给新生儿进行卡介苗接种，或异烟肼 [10 ～ 20 mg/（kg·d），3 个月] 预防性治疗有助于避免感染。婴儿可每 3 个月进行 1 次结核菌素试验，若证实为结核感染，则需接受抗结核治疗。可用异烟肼 [10 ～ 15 mg/（kg·d）]、利福平 [10 ～ 20 mg/（kg·d）]、乙胺丁醇 [15 ～ 25 mg/（kg·d）]、吡嗪酰胺 [15 ～ 30 mg/（kg·d）] 联合治疗 2 个月，再改为异烟肼、利福平继续用药，全疗程 9 ～ 12 个月。

参考文献

[1] 陈利，张燕，张咪，等.胎儿 NT 厚度联合 uE3 检测与胎儿染色体异常及异常妊娠发生情况的关系研究 [J].现代医用影像学，2022，31（9）：1619-1623.

[2] 陈晓霞.产时超声评估产程与分娩方式的临床研究 [D].遵义：遵义医科大学，2020.

[3] 陈艳.现代妇产科诊疗 [M].北京：中国纺织出版社，2019.

[4] 陈玉祥，乔建红，丁凯雯，等.产妇正常分娩第一产程护理最佳证据总结 [J].护理学杂志，2022，37（17）：98-101.

[5] 郭婷.妊娠期高血压疾病炎症与凝血的关系研究 [D].太原：山西医科大学，2022.

[6] 韩颖.临床妇产科超声 [M].北京：科学技术文献出版社，2019.

[7] 胡楠楠.经会阴超声测量第一产程进展参数预测分娩方式的可行性研究 [D].太原：山西医科大学，2022.

[8] 江海湛.探讨无痛分娩与正常分娩的临床疗效 [J].智慧健康，2021，7（26）：26-28，35.

[9] 焦杰.临床妇产科诊治 [M].长春：吉林科学技术出版社，2019.

[10] 李佳琳.妇产科疾病诊治要点 [M].北京：中国纺织出版社，2021.

[11] 陆红.正位无创助产技术在低危初产妇正常分娩中的应用效果 [J].实用妇科内分泌电子杂志，2021，8（36）：117-119.

[12] 亓琳，吴琼，张欢欢，等.胎儿 NT 厚度联合 uE$_3$ 检测在胎儿染色体异常及异常妊娠中的诊断价值 [J].海军医学杂志，2023，44（2）：152-156.

[13] 宋晓维，张英，苏杭.妊娠心脏病孕妇不良妊娠结局影响因素分析 [J].护理实践与研究，2021，18（8）：1151-1153.

[14] 苏华.集束化镇痛护理方案在初产妇正常分娩中的应用研究 [D].衡阳：南华大学，2021.

[15] 孙芯蕊.妊娠合并肺结核的诊治及分娩结局研究进展 [J].中外医学研究，2020，18（24）：186-188.

[16] 滕凡.母体 D 二聚体浓度在正常妊娠不同阶段的范围及在妊娠晚期的相关因素分析 [D].重庆：重庆医科大学，2022.

[17] 王洪霞.初产妇产程时长对分娩结局的影响：一项回顾性队列研究 [D].唐山：华北理工大学，2021.

[18] 魏伟，石一苗.妊娠合并肺结核的治疗时机对孕妇及妊娠结局的影响分析 [J].中国实用医药，2020，15（2）：138-140.

[19] 于鹏丽.孕妇妊娠期健康促进行为变化轨迹及影响因素的研究 [D].青岛：青岛大学，2022.

[20] 郁琦，韩晓洁.2022 年女性生殖内分泌领域研究进展 [J].中国实用妇科与产科杂志，2023，39（1）：39-42.

[21] 张凤.临床妇产科诊疗学 [M].昆明：云南科学技术出版社，2020.